仅以本书献给
德高望重的杨伟炎教授

解放军总医院

耳鼻咽喉头颈外科
疑难病例集

主　编　杨仕明　申卫东

副主编　侯昭晖　刘明波

主　审　韩东一　黄德亮　杨伟炎

编　者（以姓氏汉语拼音为序）

陈　雷	陈立伟	戴　朴	冯　勃	韩　冰	韩东一	韩明鲲
韩明昱	韩维举	侯昭晖	黄德亮	黄冬雁	戢小军	雷　磊
李佳楠	李万鑫	李为民	李竹梅	刘　军	刘明波	刘　穹
任丽丽	申卫东	王大君	王大勇	王丹丹	王国建	王洪田
王嘉陵	王秋菊	王荣光	吴　南	吴子明	武文明	杨　静
杨仕明	杨伟炎	于　飞	于　萍	袁　虎	袁永一	张欣欣
赵　辉	赵建东	周其友	周雪筠	朱玉华	纵　亮	邹艺辉

人民卫生出版社

图书在版编目（CIP）数据

解放军总医院耳鼻咽喉头颈外科疑难病例集 / 杨仕明，申卫东主编 .—北京：人民卫生出版社，2018

ISBN 978-7-117-27495-1

Ⅰ.①解… Ⅱ.①杨…②申… Ⅲ.①耳鼻咽喉病—疑难病—诊疗—病案②头部—疑难病—诊疗—病案③颈—疑难病—诊疗—病案 Ⅳ.① R762 ② R65

中国版本图书馆 CIP 数据核字（2018）第 246565 号

| 人卫智网 | www.ipmph.com | 医学教育、学术、考试、健康，购书智慧智能综合服务平台 |
| 人卫官网 | www.pmph.com | 人卫官方资讯发布平台 |

解放军总医院耳鼻咽喉头颈外科疑难病例集

主　　编：杨仕明　申卫东

出版发行：人民卫生出版社（中继线 010-59780011）

地　　址：北京市朝阳区潘家园南里 19 号

邮　　编：100021

E - mail：pmph @ pmph.com

购书热线：010-59787592　010-59787584　010-65264830

印　　刷：北京汇林印务有限公司

经　　销：新华书店

开　　本：889×1194　1/16　印张：12

字　　数：320 千字

版　　次：2019 年 1 月第 1 版　2019 年 1 月第 1 版第 1 次印刷

标准书号：ISBN 978-7-117-27495-1

定　　价：158.00 元

打击盗版举报电话：010-59787491　E-mail：WQ @ pmph.com

（凡属印装质量问题请与本社市场营销中心联系退换）

序

  解放军总医院耳鼻咽喉头颈外科每年接诊众多来自全国各地的疑难病例，其中有些是罕见、少见病，有些是系统性疾病在耳鼻咽喉头颈外科的特殊表现，有些是同行误诊误治后的转诊病例，还有些是因为局部或全身情况复杂而难以处置的病例。这些"高质量"病例一方面使医疗风险陡增，医师必须运用耳鼻咽喉头颈外科所有亚学科甚至是跨学科知识理论和丰富的临床经验才能正确处理，以最大程度救治病患并减少医疗差错和纠纷；另一方面也为提高科室整体诊疗水平，培养优秀临床医师提供了难得的契机。因此，定期开展疑难病例讨论，无疑是实现上述目的的有效途径。

  解放军总医院耳鼻咽喉头颈外科疑难病例讨论每周举行，已坚持多年。每次讨论全科各年资医师悉数参加，由各亚学科轮流提供在院或近期的疑难和特殊病例，管床医师汇报病史，主管医师阅片并提出诊治难点，之后与会者自由讨论。每位与会者都可以提出观点加入讨论，最后由科主任总结并形成集体意见。而术中所见、术后病理及随访结果会在以后的讨论中反馈，形成完整的诊疗链条。

  通过讨论，住院医师可以掌握疑难病例的诊疗思路及处理原则，将理论知识和实际病例复杂病情密切结合，为日后形成独立的诊疗思路打好基础；高年资医师也在此过程中交流了经验，增强了学习兴趣和动力，并开阔了因专业过于细化所致的受限视野。

  鉴于此成功经验，我倡导建立了北京市疑难病例讨论制度，得到了北京各军、地医院的积极响应。各单位轮流挑选病例提交讨论，每2个月举办1次，迄今3年。大家集思广益、互相学习，共同提高了疑难病例诊疗水平，其影响力辐射京畿地区。

  最后，非常高兴地看到在解放军总医院耳鼻咽喉头颈外科讨论过的这些疑难病例能够集结成书，并计划作为一个系列陆续出版，希望国内更多的耳鼻咽喉头颈外科医师能够从中受益！

韩东一

2018 年 8 月 15 日

前　言

　　本书是解放军总医院耳鼻咽喉头颈外科疑难病例讨论资料的精选，汇集了我科 2010—2012 年度讨论过的 18 个疑难或特殊病例，涉及耳鼻咽喉头颈外科各个领域。与同类的临床病案集相比，本书具有如下特色。

　　1. **以临床病例为主线，以培养耳鼻咽喉头颈外科医师的诊断、分析思维为目的**　本书的每一个病例都相对独立，包括了简要病史，初步诊断，影像学及其他检查解读，诊断与鉴别诊断，围手术期的处理和在院的诊治过程，病情的演化、转归、预后和随访。每节的最后还有相关资料的综述，力求反映该病的全貌和最新进展。书中的鉴别诊断和诊治的启示部分汇集了解放军总医院耳鼻咽喉头颈外科各级医师的智慧，尤其是高年资专家多年行医经验的精华。

　　2. **结合临床实例解读临床实践指南（clinical practice guidelines）**　本书还就内容涉及的诊疗常规和指南进行了解读，如《软组织肉瘤临床实践指南》（NICC，2011）、《临床实践指南：突发性听力丧失》（美国耳鼻咽喉头颈外科学会，2012）、《肾癌临床实践指南》（美国国立综合癌症网络，2011）、《头晕的诊断流程建议》（中华医学会头晕诊断流程建议专家组，2009）、《耳鸣的影像学诊断流程》（Weissman JL 等，2000）等，读者在学习解放军总医院如何处理这些疑难病例的同时，还能了解目前学术界公认和最新的诊断和治疗规范。

　　3. **推荐读物和延伸阅读**　本书每节后附的简短综述，可以帮助读者在很短的时间对讨论的疾病有个概况的了解。对想进一步了解相关内容的读者，可以查阅文后推荐的经典文献。

　　4. **疾病分类 / 分型和诊断标准**　本书汇集了颅底骨髓炎（Corey, et al, 1985；Benecke，1989；Sadé, et al，1989）、颞骨鳞状细胞癌（Pittsburgh 2000 staging system）、颈静脉球体瘤（Fisch 分型、Antonio De la Cruz 分型、Glasscock-Jackson 分型）、变应性肉芽肿性血管炎（allergic granulomatosis with polyangiitis，AGPA，1990，美国）、CHCC 血管炎分类（international chapel hill consensus conference on the nomenclature of systemic vasculitides，CHCC，2012）、颞骨横纹肌肉瘤（病理分期 / 国际横纹肌肉瘤协作组、临床危险性进行的分层分组 / 儿童肿瘤协作组）、原发性免疫缺陷病的分类（WHO-IUIS，葡萄牙，2003）、Jobs 综合征（Grimbacher 评分系统）、内淋巴囊肿瘤的分级和术式选择（Bambakidis，2004）、脑视网膜血管瘤病(Von Hippel-Lindau disease，VHL)(Maher，

1997）等疾病的分型与诊断标准。

5. 重点问题与知识点测试题集 每节后附的多选题、问答题可以帮助读者了解所讨论病例应该掌握的重点，也可以作为各类考试的题库。

6. 网上资料汇集 病例讨论集中提供了关键词、疾病分类（ICD-10、ICD-O等）和网上资源，如美国国立卫生院（National Institutes of Health，NIH）的遗传和罕见疾病信息中心（Genetic and Rare Diseases Information Center，GARD）、NCI（National Cancer Institute at HIN）、eMedicine、默克手册专业版、疾病资料库（diseases database）等，便于临床医师进一步查找资料，掌握从关键词、症状、体征入手进行检索，学会遇到疑难病例时如何获取相关的资料。

7. 大查房存档文献介绍 通过耳鼻咽喉头颈外科大查房存档文献相应的链接，读者还能了解到国外知名医院耳鼻咽喉头颈外科同行们关注的热点。

8. 知识更新与拓展 本书中涉及的很多内容超出了耳鼻咽喉头颈外科学范畴，如颅内静脉系统、Batson 静脉丛（椎静脉丛）、IgG$_4$ 相关性疾病、中枢性眩晕、血管炎、炎性肌纤维母细胞瘤、原发性免疫缺陷、病理性肥胖与脑膨出的关系、脑膜旁区域的横纹肌肉瘤的治疗、分子靶向治疗（molecular tageted therapy，MTT）等，这些知识或反映了耳鼻咽喉头颈外科与全身其他器官的天然联系而与耳鼻咽喉头颈外科疾病的发病有关，或者作为系统性疾病在耳鼻咽喉头颈外科的表现，与鉴别诊断密切相关，或者反映出最新的治疗进展。对这些知识的了解，有利于拓展知识、提高诊断水平、减少漏诊与误治，对高年资医师的知识更新也有帮助。

感谢解放军总医院耳鼻咽喉头颈外科的全体医护人员、在此期间学习的研究生和进修医师，没有他们的参与，疑难病例讨论就失去了意义。

感谢韩东一主任为本书作序。感谢杨伟炎主任在病榻旁通读全文、逐字修改，并欣然为本书题跋。感谢解放军总医院南楼临床部内分泌科李敏燕副主任医师对本书涉及的内科部分给出的修改意见，解放军总医院神经外科的卜博、尚爱佳主任在书稿的准备过程中提出了有益的建议，感谢耳五病区刘小丽、宁丽丽在文字方面的帮助，在此衷心感谢！

申卫东　杨仕明

目　录

1

左耳肿物多
次切除术后
复发5月余

解放军总医院耳鼻咽喉 -
头颈外科
2010-08-25
病例讨论
由耳及耳神经外科（耳一）
病区提供病例

【关键词】

颞骨	temporal bone
鳞状细胞癌	squamous cell carcinoma
胆脂瘤	cholesteatoma
继发性恶性肿瘤	secondary malignant tumor
继发于胆脂瘤的颞骨鳞状细胞癌	squamous cell carcinoma secondary to cholesteatoma
颞骨炎性肌纤维母细胞瘤	inflammatory myofibroblastic tumor of the temporal bone，IMT

【疾病分类及其他信息】

ICD-10	malignant neoplasms：skin of ear and external auricular canal：C44.2
	middle ear：C30.1
ICD-O	inflammatory myofibroblastic tumour：M8825/1
OMIM	cholesteatoma, congenital：604183
MedlinePlus	cholesteatoma：article/001050
eMedicine	malignant tumors of the temporal bone：article/845777
	cholesteatoma：article/860080
MERCK MANUALS	otic yumors
GARD	inflammatory myofibroblastic tumor，IMT

【简要病史】

患者李女士，75岁，汉族，山东人，以"左侧中耳炎、胆脂瘤多次手术后耳痛、流脓5月余"主诉入院。

患者自幼左耳反复流脓，滴药后可缓解，不伴明显听力下降、耳痛等。6年前感冒后再次出现左耳流脓，并伴有耳痛、头痛、听力下降，自服"消炎药"后症状缓解。2年前再次出现上述症状，且症状加重，在当地医院按"中耳炎"行"乳突根治术"（2009年5月），术后病理报告为"中耳胆脂瘤"，术后左耳痛、头痛消失。术后1个月复查发现"外耳道内大量胆脂瘤上皮团块样物",再次出现左耳痛、头痛,经局部滴药、换药等非手术治疗无效,再次在当地医院行"乳突修理术"(2009年11月),术后病理报告"慢性炎症伴肉芽组织,胆脂瘤形成",术后症状暂时缓解,但换药过程中再次出现耳痛、头痛、患耳持续流脓。1年前以"慢性中耳炎伴胆脂瘤"之诊断收入我院,行"颞骨次全切除、迷路切除术(左)"(2010年3月,第三次手术),术后病理报告"(乳突)慢性炎细胞浸润及多灶异物肉芽肿性炎反应"。术后10余天患者再次出现左耳痛、头痛;术后40余天发现外耳道、耳廓后沟切口处有肉芽样软组织生长,患者左耳痛、头痛逐渐加重,术后3月余出现声嘶、张口受限,门诊以"颞部、颅底异常角化术后复发伴感染"之诊断收入院。就诊时患者精神状态、体力较差,伴体重明显下降。

专科检查:左外耳道口可见粉红色肿物,左耳廓后沟可见前次手术的瘢痕。右耳鼓膜紧张部穿孔,鼓室腔未见异常分泌物。音叉检查(C_{256}):韦伯试验(WT),偏左侧;林纳试验(RT):左侧(-),右侧(+)。左侧角膜反射稍弱;左侧面部触痛明显;双侧颞肌、咀嚼肌无明显萎缩。双侧额纹存在。闭眼时无露白,鼓腮无漏气;左侧软腭下垂,抬举差,咽反射存在,伸舌偏向左侧,左侧舌肌萎缩,声音嘶哑,饮水时有呛咳;左侧转头、耸肩力量稍差。

【初步诊断】

颞部、颅底异常角化术后复发伴感染

【影像学及其他检查解读】

本例患者的术前外观像、耳内镜、术前病理学及影像学资料如图1-1所示:局部检查和影像学检查可见左侧颞骨的病变范围广泛,病变占据整个患侧颞骨,并侵及外耳道、颞部皮肤、腮腺、枕骨基底。

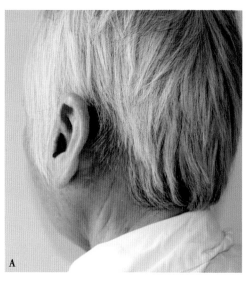
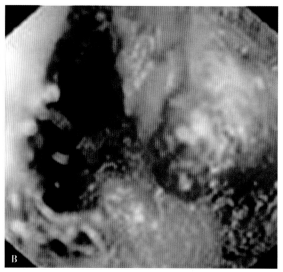

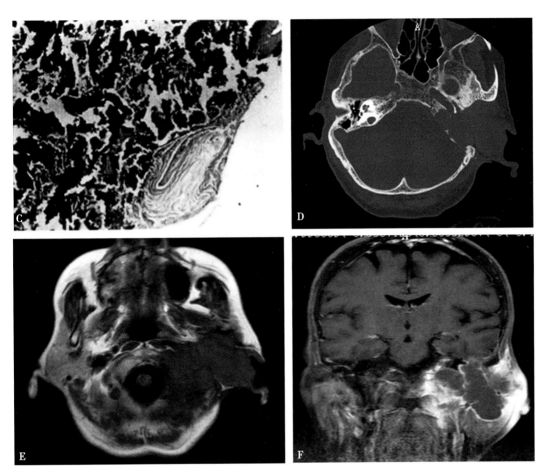

图 1-1　本病例外观、耳内镜、病理学及影像学检查结果

A. 外观像显示左侧耳后瘢痕、窦道伴局部充血　B. 耳内镜照片显示左侧外耳道顶后壁粉红色肿物，局部破溃　C. 入院前病理学检查提示"过度角化"（×100，HE）　D. 颞骨轴位 CT 显示左侧呈颞骨切除术后改变，颞骨区充满软组织影，致局部膨隆　E. 轴位磁共振显示左侧颞部占位，侵及枕骨基底部　F. 冠状位增强磁共振显示左侧颞部肿物，侵及腮腺、皮下组织、皮肤，呈不均匀强化

【诊断与鉴别诊断】

文献报道的颞骨原发性恶性肿瘤病种庞杂，上皮来源的恶性肿瘤包括鳞状细胞癌、基底细胞癌、疣状癌和黑色素细胞瘤，腺癌包括耵聍腺癌、腺样囊性癌、乳头状囊腺癌、黏液表皮样癌等，而起源于中胚叶的肿瘤包括横纹肌肉瘤、纤维肉瘤、血管肉瘤、骨肉瘤、软骨肉瘤、纤维组织细胞瘤、浆细胞瘤等。

本例患者在病史上有如下特点：①老年女性，75 岁；②多年的中耳炎病史；③反复颞骨－中耳手术史；④多次术后病理报告为"炎症""胆脂瘤"；⑤术后不干耳、反复流脓、局部症状加重并出现耳痛、头痛，近期出现多组脑神经受损。根据本病例术后易复发，病变发展迅速，病理学组成主要为大量不成熟的角化物，本例患者应该与下列疾病相鉴别。

1. **颞骨炎性肌纤维母细胞瘤**（inflammatory myofibroblastic tumor of the temporal bone，IMT）　颞骨炎性肌纤维母细胞瘤曾被称为炎性假瘤（inflammatory pseudotumor），世界卫生组织软组织肿瘤国际组织学分类专家组已经将炎性肌纤维母细胞瘤定义为"由分化的肌纤维母细胞性梭形细胞组成的，常伴大量浆细胞和（或）淋巴细胞的一种肿瘤"，该病是一种特殊的软组织肿瘤，病因未明，在组织学上显示良性特征，但临床上可以表现为侵袭性的病变。IMT 少见且病因不明，男女发病率均等。该病可以发生于人体的多个部位，但上呼吸道是好发部位，发生在喉、气管、咽（尤其鼻咽部）占肺外病变的 11%，头颈部其他部位的比例不到 5%，涉及颞骨的罕见。该病易于局部复发，但罕见转移。约 50% 的 IMT 存在位于 2 号染色体上的 *ALK* 基因的重排。颞骨炎性肌纤维母细胞瘤骨质破坏常见，常常扩展到颅底并出现多个脑神经受损，面神经麻痹多见。这些表现都与本例患者的表现相似，确诊有赖于组织学检查。治疗主要依靠局部切除和激素治疗。

2. **外耳道（颞骨）恶性肿瘤**（malignant neoplasm of external auditory canal/ temporal bone）病理学上多为鳞状细胞癌，有明显的细胞异型性。临床上耳内常有血性分泌物及肉芽，触之易出血，生长较为迅速。

3. **中耳胆脂瘤**（cholesteatoma of middle ear）　中耳胆脂瘤指中耳－乳突腔内鳞状上皮和角化物的堆积。临床上表现为间断流脓和听力下降，延误治疗时可以出现各种严重的并发症。本病曾反复按"胆脂瘤"接受手术，术后病理学检查也符合"胆脂瘤"的诊断，但此次就诊患者症状严重，且伴有脑神经损伤，需要排除是否出现"胆脂瘤型中耳炎"的并发症；另外，鉴于胆脂瘤可以导致颞骨鳞状细胞癌，不能排除"恶性变"的可能。

4. **坏死性外耳道炎**（malignant otitis externa，MOE）/ **颅底骨髓炎**（skull base osteomyelitis）　又称恶性外耳道炎，是颅底和外耳道的侵袭性细菌性感染。病变侵及颅底及邻近的软组织，并且常常引起进行性肌骨炎。糖尿病是恶性外耳道炎的最主要的危险因素，90% 的恶性外耳道炎的患者都患有糖尿病；高龄也是恶性外耳道炎的危险因素，恶性外耳道炎患者的平均年龄为 67 岁；儿童患病者罕见；非糖尿病患者也可出现恶性外耳道炎，这类患者通常有免疫功能受损。1/3 的老年患者会出现面瘫，通常发生在起病 2 个月后。其他脑神经病变通常出现在面瘫之后，并且是预后不良的征兆，其中 X、Ⅺ、Ⅻ 比 V、Ⅵ脑神经更容易受侵犯。外耳道通常充血、肿胀，并且总是伴有流脓。可以有耳周触痛和牵拉耳廓时出现耳痛，触痛通常出现在颞下窝外侧，患侧出现明显的听力下降表现。革兰染色阴性的需氧铜绿假单胞菌几乎是引起所有病例的原因。

在有效抗生素如喹诺酮类药物出现后，单独使用抗生素可以治愈大部分恶性外耳道炎病例，但至少需要 6 周的抗生素治疗。目前手术治疗仅限于局部浅表的清创术，扩大范围的手术清创不推荐，而且有些学者认为颞骨手术是恶性外耳道炎的禁忌证，因为手术本身可为感染扩散打开了新的通路（详见病例 3 "左耳根治术后剧烈耳痛、头痛 20 余天"）。

本例患者为老年人，有中耳手术的病史，之后出现持续耳漏、严重耳痛伴脑神经损害，外耳道可见肉芽组织，与坏死性外耳道炎的临床特征相似，但诊断"坏死性外耳道炎"需要排除外耳道/颞骨恶性肿瘤。

【治疗】

根据病情发展和影像学检查，为明确诊断、清除病变，再次行颞骨次全切除、颞骨颅底巨大肿物切除、乙状窦结扎术（左，2010-9-2，第 4 次手术），术中见肿物呈囊性，包囊内充满大量的白色豆腐渣样物质，肿物向前侵犯咽鼓管、颈内动脉管周围骨质，向下侵犯鼓室、外耳道底部和颅底的肌肉以及腮腺组织，向后侵犯颅后窝脑膜，向内侵犯颈静脉球内侧、内耳道以及枕骨大孔外侧（图 1-2）。包囊较韧，与周围组织界限清楚，易于剥离。肿瘤切除后内耳道开放，并出现脑脊液漏。颞肌填塞内耳道底，人工皮覆盖术腔。术后无脑脊液漏、感染等严重并发症，伤口一期愈合，耳痛、头痛消失。

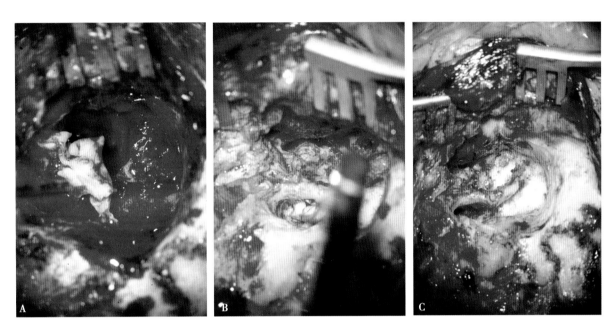

图 1-2　本次手术中所见

A~C. 术腔内可见大量豆渣样胆脂瘤，侵及咽鼓管、颈内动脉管、颅底、腮腺组织、颅后窝脑膜、颈静脉球内侧、内耳道以及枕骨大孔外侧（详见手术过程描述）

　　术中冰冻病理：提示大量的角化过度和角化不全。

　　术后补充病理报告：（左侧中耳、乳突、颈静脉孔区）鳞状上皮呈乳头状增生伴角化过度、角化不全及角化不良，部分区域基底层细胞增生活跃，核分裂像易见，上皮下纤维组织增生伴慢性炎细胞浸润及异物肉芽肿性炎症反应，结合病史疾病发展过程，考虑高分化鳞状细胞癌。

【最后诊断】

　　颞骨高分化鳞状细胞癌（左，继发于胆脂瘤，$T_4N_0M_0$）（Pittsburgh 2000 Staging System）

【预后与随访】

　　患者术后 9 天出院。术后 3 周开始门诊换药。术后 2 个月干耳后在当地（山东临沂）开始接受放射治疗。

　　放射治疗过程中出现耳部破溃、渗液、张口受限、进食困难，后终止放射治疗；患者术后半年死于进食困难、营养不良和恶病质（2014 年 7 月 19 日最后一次电话随访）。

【诊疗经验、教训与启示】

反复的炎症和中耳胆脂瘤可以引起颞骨鳞状细胞癌（详见【相关知识及文献总结】），本例患者的病理标本上可以同时见到慢性炎细胞浸润、上皮角化不全、角化过度、角化不良、基底层细胞增生活跃、核分裂像易见等不同的病理学征象，可以看到病变从慢性炎症、癌前病变到异常增生的系列病理学改变和渐进发展的过程，提示慢性炎症、胆脂瘤在本例癌变中的作用。

当长期患有慢性中耳炎患者出现持续的耳漏尤其是血性分泌物、耳痛或者脑神经受伤的表现时，应该想到恶性变的可能。此时，通过活检或术中快速病理学检查明确诊断，避免反复不彻底的手术切除。

根据本例及其他病例的经验，活检时取材部位应该避开炎症、坏死区域，而在病变的深部、肿瘤与正常组织交界处取材，才有可能得到阳性的结果。

【相关知识及文献总结】

中耳恶性肿瘤少见，占到头颈恶性肿瘤的百分比不到 0.2%[1]，发病率为 5/1000 000~6/1000 000，其诊断、治疗及普遍接受的临床分期尚未建立。颞骨最常见的原发性恶性肿瘤是鳞状细胞癌（squamous cell carcinoma，SCC），因此，大部分处理和治疗颞骨恶性肿瘤的经验都是基于外耳道癌或中耳鳞状细胞癌。由于颞骨解剖的复杂性使肿瘤的扩散难以预测，加之其特异性的临床表现出现较晚和诊断的延误，加剧了颞骨恶性肿瘤外科处理的难度[2]。

颞骨鳞状细胞癌的病因不明，可能的病因包括射线暴露、慢性中耳炎、胆脂瘤及颞骨慢性肌骨炎等[3]。有报道提示慢性中耳炎是引起颞骨鳞状细胞癌的原因，但也有文献不支持这种联系[4]。

继发于胆脂瘤的鳞状细胞癌（cholesteatoma triggering squamous cell carcinoma）鲜有报道。Rothschild 等 2009 年报道表明，[5]胆脂瘤导致颞骨鳞状细胞癌的分子机制包括细胞增殖率的提高和 c-myc、血管形成、肿瘤坏死因子及基质金属蛋白等的激活。Watabe-Rudolph 等通过比较鳞状细胞癌和胆脂瘤组织中的端粒酶活性和端粒的长度的差异，提出了端粒酶活性与细胞凋亡可能与胆脂瘤向颞骨鳞状细胞癌的转化有关。与鳞状细胞癌组织相比，胆脂瘤组织的端粒酶活性（telomerase activation）的缺乏与显著增高的细胞凋亡比例（high rates of apoptosis）相伴随，据此推测胆脂瘤组织中端粒酶的缺乏通过诱导凋亡限制了胆脂瘤的生长；反之，端粒酶活性的缺乏允许鳞状细胞癌中肿瘤细胞的无限增殖和发展[6]。

颞骨鳞状细胞癌好发于老年人，高发年龄在 50~69 岁。颞骨恶性肿瘤最常见的临床表现包括长期的耳漏和听力减退，随着病情的发展，会出现耳痛和耳部出血。但因为症状缺乏特异性，常常被当作中耳炎治疗而未引起重视。当正规治疗后血性分泌物还持续存在，就应该高度怀疑恶性肿瘤的可能。神经系统受累（尤其是中枢神经、第Ⅶ对脑神经）和张口受限是肿瘤进展的结果，鼓岬或面神经受侵犯是预后不良的标志。局部浸润是颞骨鳞状细胞癌的主要转移方式：Moody 报道的 32 例患者中，有 2.5% 发生局部转移，未发现远处转移[7]；而 Testa 报道的 44 例患者中局部转移的比例为 22.7%，远处转移的比例为 2.3%[8]。

目前唯一被广泛接受的颞骨恶性肿瘤 TNM 分期是由匹兹堡大学的 Arriaga 及其同事提出的（表 1-1），但是该系统是针对于外耳道恶性肿瘤，而非原发于中耳的肿瘤[9]。

表 1-1　恶性外耳道肿瘤的匹兹堡大学分期体系（Pittsburgh 2000 Staging System）

分期		定义
原发灶	T₁	肿瘤局限于外耳道，没有骨质破坏或软组织浸润
	T₂	肿瘤侵蚀外耳道骨质但未达全层，或影像学显示软组织浸润 <0.5cm
	T₃	肿瘤侵蚀骨性外耳道全层但软组织浸润 <0.5cm，或者肿瘤侵犯中耳和（或）乳突
	T₄	肿瘤侵蚀耳蜗、岩尖、中耳内侧壁、颈动脉管、颈静脉孔或脑膜；或者肿瘤广泛浸润软组织并伴有面瘫
淋巴结	N₀	无淋巴结转移。
	N₁	淋巴结受侵说明肿瘤为进展期，是预后不良的表现。T₁N₁= Ⅲ期，T₂/T₃/T₄+N₁= Ⅳ期
远处转移	M₀	无远处转移
	M₁	发生远处转移者预后不良，属于Ⅳ期

考虑到临床上很难估计肿瘤的侵袭范围和彻底切除范围，颞骨恶性肿瘤的手术处理仍然存在争议。单独的放射治疗大多数情况下无效，尤其是对长期生存，但研究显示术后放射治疗能够提高生存率。如果术后准备进行放射治疗，术中要填塞乳突腔、封闭外耳道，以避免放射治疗引起放射性的骨坏死。目前公认的观点是如果患者能够耐受手术，就应该先进行手术治疗。

文献报道早期肿瘤的长期生存率可以达到 80%~100%。经过手术和放射治疗，晚期患者的 3 年生存率在 50%~80% 之间。病变广泛者，预后很差，即使经过积极治疗，2 年生存率也只有 0%~40%。切缘阳性、淋巴结受侵和发生远处转移都是预后不良的标志。局部复发和远处转移是治疗失败的表现，发生这种情况时患者的生存率很低，大部分患者生存时间不足 2 年。

【问题】

（一）不定项选择题

1. **最常见的外耳道恶性肿瘤是：（　　）**

   A. 鳞状细胞癌

   B. 耵聍腺癌

   C. 腺样囊性癌

   D. 黏液表皮样癌

   E. 横纹肌肉瘤

2. **颞骨鳞状细胞癌的可能病因是：（　　）**

   A. 射线暴露

   B. 慢性中耳炎

   C. 胆脂瘤

   D. 颞骨的慢性肌骨炎

3. 颞骨鳞状细胞癌的前哨淋巴结是：（　　）

A. 耳后淋巴结

B. 颈深上淋巴结

C. 腮腺淋巴结

D. 咽后淋巴结

4. 外耳道鳞状细胞癌常见的症状包括：（　　）

A. 耳痛

B. 耳漏

C. 听力减退

D. V，IX，I，XI脑神经受累表现

E. 眩晕

5. 外耳道鳞状细胞癌侵犯腮腺的途径有哪些？（　　）

A. Santorini 裂

B. Huschke 孔

C. 面神经

D. 茎乳孔

6. 有关颞骨肿瘤取材部位的正确描述是：（　　）

A. 切除可疑肉芽组织送检

B. 清理坏死组织，在深部取材

C. 反复活检没有阳性发现而临床高度怀疑时应该手术探查

D. 在病变的深部、肿瘤与正常组织交界处取材

（二）问答题

颞骨鳞状细胞癌公认的治疗方法是什么？

【文献及进一步阅读】

1. Kuhel WI, Hume CR, Selesnick SH. Cancer of the external auditory canal and temporal bone. Otolaryngol Clin North Am, 1996, 29: 827-852

2. Moffat DA, Wagstaff SA. Squamous cell carcinoma of the temporal bone. Curr Opin Otolaryngol Head Neck Surg, 2003, 11: 107-111

3. Golding-Wood DG, Quiney RE, Cheesman AD. Carcinoma of the ear: retrospective analysis of 61 patients. J Laryngol Otol, 1989, 103: 653-656

4. Michaels L, Wells M. Squamous cell carcinoma of the middle ear. Clin Otolaryngol Allied Sci, 1980, 5: 235-248

5. Rothschild S, Ciernik IF, Hartmann M, et al. Cholesteatoma triggering squamous cell carcinoma: case report and literature review of a rare tumor. American Journal of Otolaryngology-Head and Neck Medicine and

Surgery, 2009, 30 (4): 256-260

6. Watabe-Rudolph M, Rudolph KL, Averbeck T, et al. Telomerase activity, telomere length, and apoptosis: a comparison between acquired cholesteatoma and squamous cell carcinoma. Otol Neurotol, 2002, 23: 793-798

7. Moody SA, Hirsch BE, Myers EN. Squamous cell carcinoma of the external auditory canal: an evaluation of a staging system. Am J Otol, 2000, 21: 582-588

8. Testa JRG, Fukuda Y, Kowalski LP, et al. Prognostic factors in carcinoma of the external auditory canal. Arch Otolaryngol Head Neck Surg, 1997, 123: 720-724

9. Arriaga M, Curtin H, Takahashi H, et al. Staging proposal for external auditory meatus carcinoma based on preoperative clinical examination and computed tomography findings. Ann Otol Rhinol Laryngol, 1990, 99 (9 Pt1): 714-721

（任丽丽　戴　朴）

颞骨、颞叶巨大肿物10年，面瘫、复视、发热半个月

解放军总医院耳鼻咽喉－头颈外科

2011-03-09

病例讨论

由耳及耳神经外科

（耳一）病区提供病例

【关键词】

颞骨脑膨出	temporal bone encephalocele（TBE）
脑膜脑膨出	meningo-encephalocele
继发性胆脂瘤	secondary Cholesteatoma
先天性颞骨发育不全	congenital hypoplasia of the temporal bone
颅内蛛网膜囊肿	intracranial arachnoid cyst，IAC
面神经走行异常	facial nerve aberrant
脓囊肿	pyocele
畸胎瘤	teratoma

【疾病分类及其他信息】

DiseasesDB	encephalocele（29394）
ICD-10	encephalocele（Q01）
ICD-9	encephalocele（742.00）
Medline Plus	craniofacial procedure to treat encephalocele http：//www.orlive.com/childrenshospitalboston/ videos/craniofacial-procedure-to-treat-encephalo cele?view=displayPageNLM
eMedicine	encephalocele imaging：article/403308 neural tube defects in the neonatal period：article/1825866 facial nerve embryology：article/845064 facial nerve anatomy：article/835286

【简要病史】

患者魏某，15岁，汉族，内蒙古通辽人，中学生。以"发现右耳听力下降10余年，右颞部疼痛伴发热、复视半个月"主诉入院。

患者5岁时无明显诱因出现右耳疼痛不适、听力下降，到当地医院行颅脑CT及MRI检查发现"右侧颅中窝底骨质缺如、脑膜脑膨出伴右耳发育不全"，在当地医院住院，给予静脉滴注"消炎药"治疗，耳部疼痛好转后出院，外耳道肿物及脑部肿物未予特殊处理。当地医师建议转诊上级医院进行手术，因无明显症状而未予重视，但坚持不定期复查头颅CT及MRI，观察脑部肿物情况。半个月前无明显诱因出现颈部疼痛、头痛，右耳全聋，进一步出现右颞部肿胀、视物模糊、张口困难伴发热，体温最高达39.0℃，在当地医院静脉滴注"头孢类抗生素、青霉素"等药物治疗，效果欠佳。我院门诊以"右颞骨及颅底占位"收住院。既往史、个人史及家族史无特殊。

专科查体：发现患者精神差、嗜睡，右侧不全面瘫，右外耳道软组织充填，有少量脓性分泌物，外耳道及鼓膜无法窥及。音叉试验（ C_{256} ）：WT 偏左，RT 左侧（＋），右侧无反应。粗测右眼视力下降，右侧眼球外展受限；张口受限，右侧额纹消失，鼻唇沟变浅，示齿时右侧口角无力。

【初步诊断】

右颞骨及颅底占位

【影像学及其他检查解读】

本例患者的术前外观像、听力图及影像学资料如图 2-1 所示。患者右侧听力基本消失，右侧颅中窝底骨质广泛破坏，病变累及右侧颞骨、颅中窝、颞骨、颞叶，贯通右侧颅中窝内外。

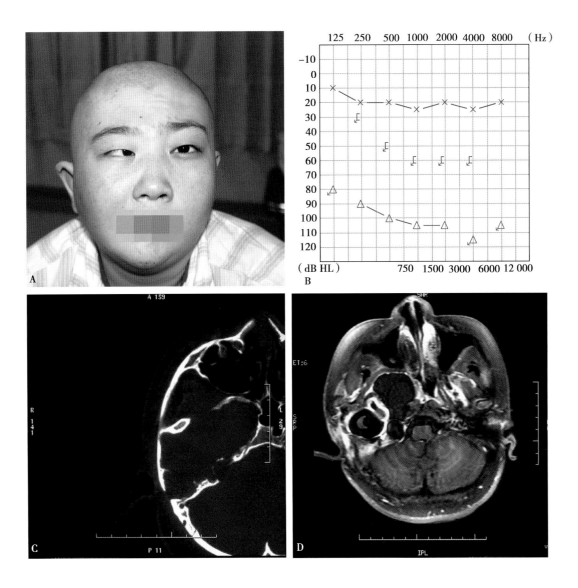

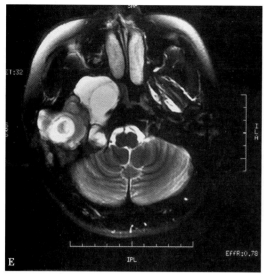
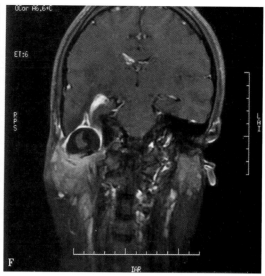

图 2-1　本例资料外观像、听力学及影像学检查

A.外观像显示患者右侧额纹消失、鼻唇沟变浅，House-Brackmann 面神经功能分级 Ⅳ 级　B.纯音测听示右侧重度感音神经性聋　C.颞骨 CT 平扫显示右侧颞骨骨质缺损伴颞下窝及颅中窝巨大软组织包块　D~F.颅脑 MRI（平扫、强化）结果提示右侧颅中窝、颈部交通性病变，邻近骨质广泛破坏、右侧颞叶内异常信号，考虑脓肿伴右侧侧脑室受累，右侧颞部脑膜脑膨出

【诊断与鉴别诊断】

患者有 10 余年的耳聋病史，既往影像学提示"右侧颅中窝底骨质缺如，伴脑膜脑膨出"，此次以"右颞部疼痛伴发热"为主诉入院，并出现多个脑神经的损伤，考虑为：颞骨先天性缺损、脑膜脑膨出伴感染、多组脑神经受损。需要与下列疾病鉴别：

1. 颅底畸胎瘤（teratoma）　畸胎瘤属于非精母细胞性生殖细胞肿瘤（nonseminomatous germ cell tumor），来源于多能性生殖细胞，病理上主要分成两种类型，即成熟型畸胎瘤（mature teratoma）与未成熟畸胎瘤（immature teratoma）。畸胎瘤呈实心或囊性，有被膜包裹，肿瘤内可见多种类似正常的器官组织，比如毛发、软骨与腺体等，这些组织可能源自 3 个胚层。根据以往的报道，胚胎细胞源的畸胎瘤曾出现于脑内、颅底、鼻腔、颈部、舌及舌下、纵隔、腹膜后及尾椎。畸胎瘤属先天性疾病，出生时就存在，但成熟型畸胎瘤往往生长缓慢，许多患者一直到儿童甚至成年出现症状时才被诊断。

本例患者病史较长，5 岁时影像学检查发现右侧颅中窝底病变后，并逐渐发展。颅脑 MRI 显示肿瘤呈囊实性，包囊较厚且强化明显，病变不均匀，虽然该部位发生畸胎瘤罕见，但病史和影像学符合畸胎瘤。

2. 皮样囊肿（dermoid cyst）　皮样囊肿为畸胎瘤最常见的是类型，属于成熟畸胎瘤，内含发育成熟的组织如毛发、皮脂、脂肪、指甲、牙齿、软骨，甚至眼球等，多见于卵巢。皮样囊肿生长缓慢且多为良性，但也可以恶变为鳞状细胞癌。

本例患者右颞骨肿物的 MRI 提示为囊实性，呈混杂信号，且不均匀强化，需要与皮样囊肿进行鉴别。

3. 颅内蛛网膜囊肿（intracranial arachnoid cyst，IAC）　颅内蛛网膜囊肿是一种先天性的良性占位性病变，占所有颅内占位性病变的 1%。可发生于任何年龄，但在儿童中更为常见，大约有 75% 的病例出现于儿童，男女比例为 3 : 1。多数 IAC 在并发症出现之前没有临床症状。本例患者自幼即发现鞍旁蛛网膜囊肿，囊肿随心动周期搏动导致颅底骨质缺损扩大，进而发生脑膜 - 脑膨出。

【治疗】

根据病情发展和影像学检查，本病病变广泛、颅内感染明确，需要手术切除病变组织、清理脓腔、重建颅底缺损，手术的难点在于感染术腔的处理、疝出脑组织的处理、脑脓肿的处理，以及在感染的术腔内修复颅底的缺损等。手术在全身麻醉下经右侧颅 - 耳 - 颈联合入路完成，术中完成：①右颞骨颅底囊肿切除；②颞叶囊肿切除；③腹部取脂肪、颞部术腔填塞；④外耳道封闭。术中所见及手术步骤，详见图 2-2。

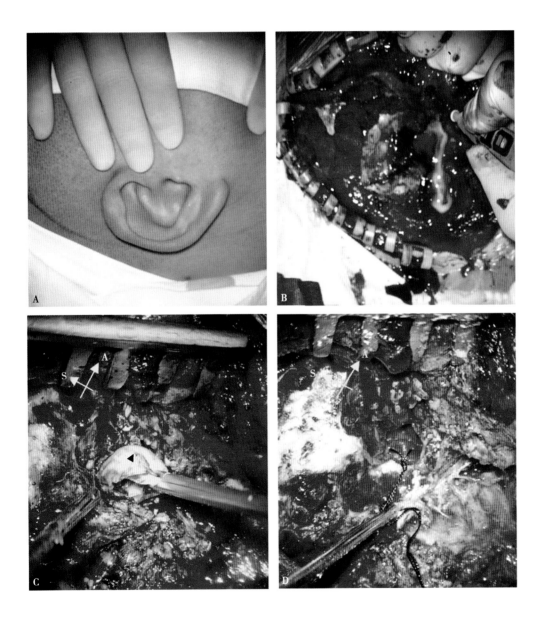

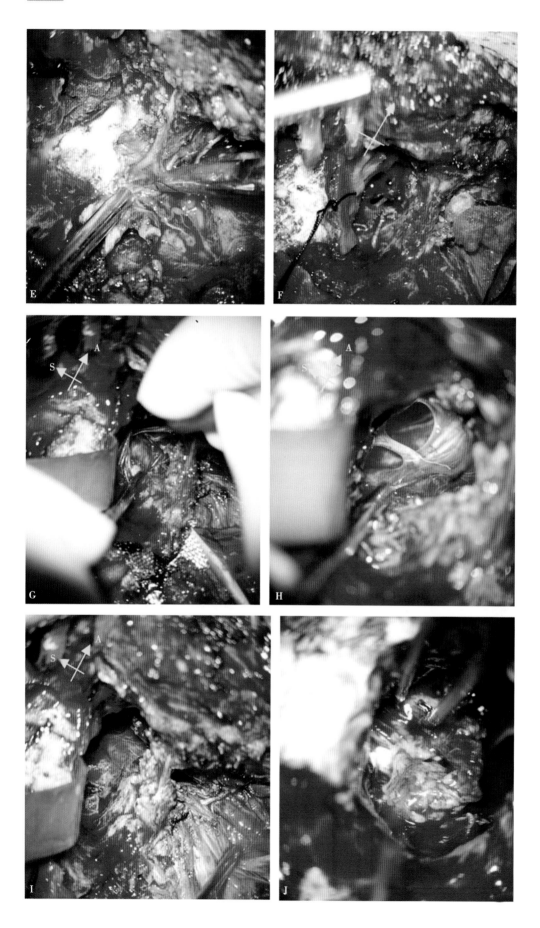

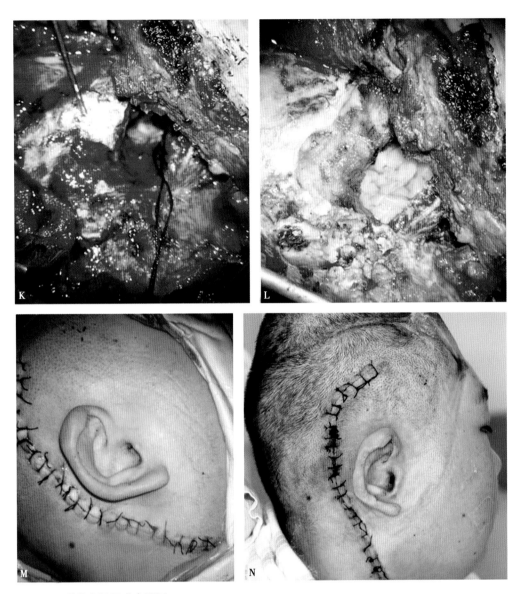

图 2-2 手术步骤及术中所见

A. 皮肤切口 B. 外耳道、鼓室存在脓肿 C. 外耳道、鼓室、乳突存在大块的胆脂瘤（▲） D. 外耳道顶、鼓室盖、乳突盖骨质缺如，脑组织疝出并感染 E. 面神经的行程暴露于颞骨外 F. 切除疝出的感染颞叶组织 G. 打开占据岩尖的囊肿 H. 颈内动脉与三叉神经 I. 颈内动脉全程及舌咽神经 J. 切除颞叶内侧的脑脓肿 K. 颞骨鳞部骨质缺损、炎性脑组织暴露 L. 术腔用腹部脂肪填塞 M. 切口缝合 N. 术后外观像

术中取脓液细菌培养为"阴沟杆菌感染（属于革兰阴性肠道致病菌）"，术后第 11 天开始发热（最高 38.3℃），脑脊液常规检查：细胞总数 88×10^6/L，白细胞 22×10^6/L，蛋白定性（＋），脑脊液生化：葡萄糖 1.8mmol/L，氯化物 127mmol/L，蛋白 573mg/L，经腰椎穿刺、鞘内药物注射（头孢曲松钠20mg/次）治疗，术后第 21 天体温恢复正常（37.2℃）。术后 2 周间断拆线，伤口愈合良好。

术后病理组织学检查结果：增生的纤维组织及炎性肉芽组织；局部脓肿形成；多量角化物。

【最后诊断】

1. 先天性颞骨发育不全（右）；2. 先天性颅内颅底巨大蛛网膜囊肿（右）；3. 面神经走行异常（右）；4. 颞叶脓囊肿、脑脓肿（右）；5. 颞骨继发性胆脂瘤（右）

【预后与随访】

术后1年复查（2011年2月）影像学检查示疝出物已经完全切除，术后颞部遗留的术腔由脂肪充填，皮下无脑脊液存留。

针对本例患者，术后近期应该密切观察体温的变化，观察有无术腔和颅内感染的迹象及有无脑脊液漏的发生，远期应该进行颅脑MRI的随访，观察有无脑组织的再次膨出；另外，尚需观察面神经和外周神经功能的恢复情况。

患者最后一次随访为术后4年（2014年2月），右侧睑裂及面部表情静态时基本对称，但额纹仍较浅（H-B Ⅱ～Ⅲ级）。复查颅脑MRI，与术后1年（图2-3）相比没有明显变化。

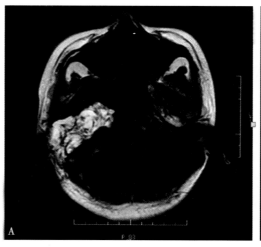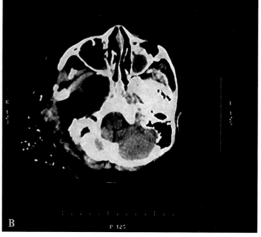

图2-3　术后1年复查影像学表现

A和B.MRI；与CT检查均显示病变切除后的术腔为脂肪组织填塞，皮下未见脑脊液潴留

【诊疗经验、教训与启示】

本例有完整的影像学随访资料，根据病史，结合影像学特征，推测患者存在先天性颞骨发育不全导致的颅中窝骨质缺损，进而引起脑膜脑膨出，而蛛网膜囊肿的存在加速了这一过程。随着脑膜脑膨出的发展，引起了咽鼓管阻塞和继发性颞骨胆脂瘤，而继发于胆脂瘤的感染进一步扩展，引起颞叶脑脓肿和颞骨脓囊肿。

术后应该定期复查，进行颅脑MRI和CT检查，排除继发性的胆脂瘤；另外，虽然术中保全了面神经的解剖完整性，应随访观察面神经功能的恢复情况，以观察是否需要后续的面神经修复和功能康复治疗。

本例幼年时即怀疑"颅底骨质缺损、脑膜脑膨出"，如果尽早实施手术、重建颅底，就可以避免病变的进一步发展和并发症的出现。

【 相关知识及文献总结 】

脑膜脑膨出（meningo-encephalocele）指脑膜脑组织经颅裂向外膨出突出于颅外，而颅裂的发生与神经管的闭合不全有关。颞骨脑膨出（temporal bone encephaloceles，TBE）指脑膜或脑组织疝入岩尖、鼓室盖或乳突腔。颞骨的脑膜脑膨出可以导致自发性的脑脊液耳漏，引起致命性的并发症，如脑膜炎、脑炎。

脑组织疝入中耳－乳突腔罕见，过去几十年里的文献报道的病例只有150余例，并且多与慢性中耳炎、慢性乳突炎和乳突手术有关。随着抗生素的使用和手术显微镜及电钻的引入，与中耳炎及中耳乳突手术相关的病例逐渐减少，而随着新的诊断技术（如CT和MRI）的普及，自发性或特发性的脑疝（brain herniation）的报道逐渐增多[1、2]。

在1989年的一篇139例脑膜脑组织疝入中耳－乳突腔的综述中，59%的病例与中耳乳突手术有关，9%的病例与慢性中耳炎、慢性乳突炎相关，9%与头部外伤有关，其余29例（21%）为自发性。自发性的病例的年龄分布为6~72岁，平均50.45岁，男女性别比为12：15[3]。

自发性的脑膜脑组织向中耳－乳突腔的疝出可能基于如下理论：①中颅底乳突盖的骨质缺损：颅中窝底的骨质缺损常见，据报道（Ahrén和Thulin，1965），6%的标本乳突盖存在多个大的骨质缺损，15%的人有小的裂缝，16%的人乳突气房表面仅覆盖薄层透明的骨皮质，只有大约63%的人乳突盖骨质是完整的[4]，但文献报道的自发性脑膜脑组织疝入中耳－乳突的发生率远低于乳突盖骨质缺损，这提示如果不伴有脑膜的缺陷，单独的骨质缺损不足以引起脑膜脑组织疝出。②脑膜缺损：如果在骨质缺损的同一部位出现脑膜缺损，就有可能导致脑膜脑膨出，而颅内压增高、老年性改变、局限性感染都可以导致脑膜的开裂。③巨大的蛛网膜颗粒或囊肿。④病理性肥胖（morbidly obese）：Scurry等分析了8例自发性颞骨脑膨出患者的身高体重指数（BMI），其BMI值的范围是32.0~67.5kg/m²，平均48.6kg/m²，本研究中的8例颞骨脑膨出患者均超重。Scurry等推测病理性肥胖可引起腹压增高，进而引起胸腔压力、中心静脉压和颅内压升高，如果存在颅底骨质的缺陷时即可引起自发性脑膜脑膨出，其发病机制如图2-4所示[5]。

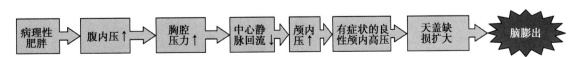

图2-4 病理性肥胖引起脑膨出的机制（Scurry WC 等）

继发性的脑膜脑组织向中耳疝出的诊断相对容易，患者之前经历的中耳－乳突手术以及中耳－乳突炎症、颅脑外伤都能提供重要的线索；而原发者的诊断较难。脑膜脑组织向中耳疝出最常见的症状为间断性脑脊液耳漏、耳痛、耳聋、反复中耳积液。复发性耳源性脑膜炎、严重的头痛、运动性失语、颞叶癫痫和面瘫是脑膜膨出最常见的并发症。

在诊断上，轴位和冠状位 CT 可清晰显示颞骨岩部和颅底骨质缺损的部位和大小，而 MRI 能区别脑脊液、脑组织及脑膜，同时能发现脑积水、脑室扩大、蛛网膜囊肿等其他的颅内情况，对明确诊断和制定治疗方案提供更多的信息[6、7]。

脑组织疝入中耳－乳突腔的手术治疗有 4 种径路：①耳鼻咽喉头颈外科经典的、经乳突"下方入路"；②神经外科通过颅骨切开、颞－顶骨成型的"上方入路"；③前两种入路的联合入路；④通过颅中窝入路，切断疝出物，利用筋膜与软骨重建中颅底，疝入中耳－乳突腔的组织留待二次处理。

【问题】

（一）不定项选择题

1. 自发性的脑膜脑组织向中耳－乳突腔的疝出可能机制是：（　　　）

　　A. 骨质缺损

　　B. 脑膜缺陷

　　C. 巨大的蛛网膜颗粒／囊肿

　　D. 良性颅内高压症

　　E. 颅内肿瘤

　　F. 病理性肥胖

2. 脑组织疝入中耳－乳突腔的手术入路：（　　　）

　　A. 乳突入路

　　B. 上方入路

　　C. 颅中窝入路

　　D. 联合入路

3. 颞叶脑膜膨出常见的并发症包括：（　　　）

　　A. 复发性脑膜炎

　　B. 头痛

　　C. 脑积水

　　D. 颞叶癫痫

　　E. 面瘫

　　F. 运动性失语

4. 脑膜脑组织疝入中耳－乳突腔的常见原因有：（　　　）

　　A. 乳突根治术

　　B. 慢性中耳炎

C. 头部外伤

D. 自发性

5. **颞骨脑膜脑膨出最常见的症状为：（ ）**

A. 间断性的脑脊液耳漏

B. 耳痛

C. 反复中耳积液

D. 面瘫

E. 眩晕

F. 传导性聋

6. **结合病史和相关知识及文献总结，本例患者发生颞叶脑膜膨出的可能机制是：（ ）**

A. 先天性颅底缺损

B. 颅内高压

C. 中耳炎、中耳胆脂瘤

D. 肥胖

E. 内分泌失调

（二）问答题

手术治疗脑膜脑膨出时，对疝入乳突的脑膜脑组织的处理原则是什么？

【文献及进一步阅读】

1. Nahas Z, Tatlipinar A, Limb CJ, et al. Spontaneous meningoencephalocele of the temporal bone: clinical spectrum and presentation. Arch Otolaryngol Head Neck Surg, 2008, 134 (5): 509-518

2. Papanikolaou V, Bibas A, Ferekidis E, et al. Idiopathic temporal bone encephalocele. Skull Base, 2007, 17 (5): 311-316

3. Iurato S, Ettorre GC, Selvini C. Brain herniation into the middle ear: two idiopathic cases treated by a combined intracranial-mastoid approach. Laryngoscope, 1989, 99 (9): 950-954

4. Ahrén C, Thulin CA. Lethal intracranial complications following inflation of the extemal auditory canal in treatment of serous otitis media and due to defects in the petrous bone. Acta Otolaryngol (Stockh), 1965, 60: 407-421

5. Scurry WC, Ort SA, Peterson WM, et al. Idiopathic temporal bone encephaloceles in the obese patient. Otolaryngology-Head and Neck Surgery, 2007, 136 (6): 961-965

6. Gray BG, Willinsky RA, Rutka JA, et al. Spontaneous meningocele, a rare middle ear mass. AJNR Am J Neuroradiol, 1995, 16 (1): 203-207

7. Horky JK, Chaloupka JC, Putman CM, et al. Occult spontaneous lateral temporal meningoencephalocele: MR findings of a rare developmental anomaly. AJNR Am J Neuroradiol, 1997, 18 (4): 744-746

（任丽丽　申卫东　戴　朴）

3

左乳突根治术后剧烈耳痛、头痛20余天

解放军总医院耳鼻咽喉 –
头颈外科
2011-03-10
病例讨论
由耳及耳神经外科
（耳一）病区提供病例

【关键词】

恶性外耳道炎	malignant otitis externa（MOE）
坏死性外耳道炎	mecrotizing otitis externa
颅底骨髓炎	skull base osteomyelitis, osteomyelitis of the skull
岩尖综合征	syndrome of petrous apex; gradenigo syndrome
颈静脉孔区占位	jugular foramen mass
铜绿假单胞菌感染	infection of pseudomonas aeruginosa
岩尖炎	papicitis
镓扫描	gallium 67 scan

【疾病分类及其他信息】

ICD-10	malignant otitis externa：H60.20
ICD-9	malignant otitis externa：380.14
MedlinePlus	malignant otitis externa：article/000672
	petrositis：article/001254
eMedicine	malignant otitis externa：article/845525
The Merck Manual	skull base osteomyelitis；necrotizing otitis externa

【简要病史】

　　患者罗先生，男，40岁，福建人。以"左耳根治术后，剧烈耳痛、头痛20余天"主诉入院。

　　患者自幼左耳间断流脓，滴用滴耳液后可控制，常于感冒后复发。2012年2月4日因"左耳痛、下列牙痛、头痛伴头晕、左耳流脓"，在当地省级医院行"左侧乳突根治术"。术后病理学检查："被覆鳞状上皮，间质肉芽组织形成，伴大量急慢性炎症细胞浸润，另见胆固醇结晶沉积"。术后头痛加重，第7天出现"声音嘶哑、呛咳"。为求进一步诊治就诊于我院，门诊以"乳突根治术后、岩尖综合征？"收住院。患者入院后一般情况差，精神萎靡，饮水呛咳、吞咽困难，但无明显发热。入院后给予"头孢他啶"等抗感染治疗，"盐酸曲马多"等对症治疗，头痛无缓解。耳痛呈阵发性、剧烈的锐痛，向头面部放射，镇痛药更换为"地佐辛""哌替啶"等，头痛略缓解，但缓解时间很短。患者职业为厨师，既往史、个人史无特殊。
查体：左耳廓后沟可见前次手术瘢痕，左侧乳突已经开放，术腔创面未完全上皮化，可见淡黄色脓性分泌物，有臭味，左乳突区压痛明显。音叉试验（C$_{256}$）示WT偏左侧，RT左侧（-）。间接喉镜下见左侧声带麻痹，声门下及双侧梨状窝未见异常。面部感觉正常，表情对称；软腭抬举不对称，左侧软腭脱垂；鼓气示齿正常；双侧耸肩有力，伸舌细微震颤，左侧舌体萎缩，无颈强直，Kernig 征阴性。

【初步诊断】

1. 岩尖综合征？ 2. 颈静脉孔区占位；3. 乳突根治术后

【实验室检查及解读】

1. 病原微生物 乙型肝炎病毒 e 抗体（＋）、核心抗体（＋），表面抗体（＋）；人免疫缺陷病毒（HIV）抗体（－）；丙型肝炎（HCV）抗体（－）；梅毒血清特异性抗体（－）。

2. 血常规 白细胞计数 13.7×10^9/L，中性粒细胞分类 0.834。

3. C 反应蛋白 65mg/L（0~8mg/L）。

4. 血糖 5.32mmol/L（3.4~6.1mmol/L）。

5. 肝肾功能 正常。

6. 细菌培养及药物敏感性试验（外耳道分泌物）：铜绿假单胞菌，对阿米卡星、哌拉西林、头孢他啶、头孢吡肟、亚胺培南敏感。

解读：患者的白细胞总数和中性粒细胞百分比均升高，符合感染的表现；外耳道分泌物中培养出铜绿假单胞菌，支持恶性外耳道炎的诊断，结合药物敏感性试验，可以指导下一步的抗生素治疗。

【影像学及其他检查的解读】

1. 影像学检查 本例患者的本次入院术前影像学资料如图 3-1 所示：影像学对比显示了根治前后病变的范围的变化，术前颞骨 CT 提示"左侧颈静脉孔区、下鼓室周围的病变"，但第一次手术未能清除颈静脉孔区的病变，导致患者术后情况不但没有好转，症状反而加重。

2. 纯音测听 示左侧重度混合性聋（图 3-2）。

【诊断与鉴别诊断】

本例患者临床症状以"剧烈耳痛、头痛"为特点，且为青壮年，不伴有糖尿病和免疫力低下，虽然外耳道分泌物细菌培养结果提示"铜绿假单胞菌"，但该细菌为中耳炎常见的细菌，不能单凭细菌培养进行诊断。另外，本例舌下神经、舌咽神经、迷走神经麻痹，而面神经幸免，与典型的"颅底骨髓炎"的临床特征不完全相符。

病例特点：①中年男性、既往体健；②慢性化脓性中耳炎、乳突根治术后；③耳漏伴剧烈耳痛、头痛；④血象高但不伴发热；⑤伴有多发性后组脑神经损害；⑥没有糖尿病、慢性感染等病史；⑦没有结核、自身免疫性疾病及免疫抑制药的使用。

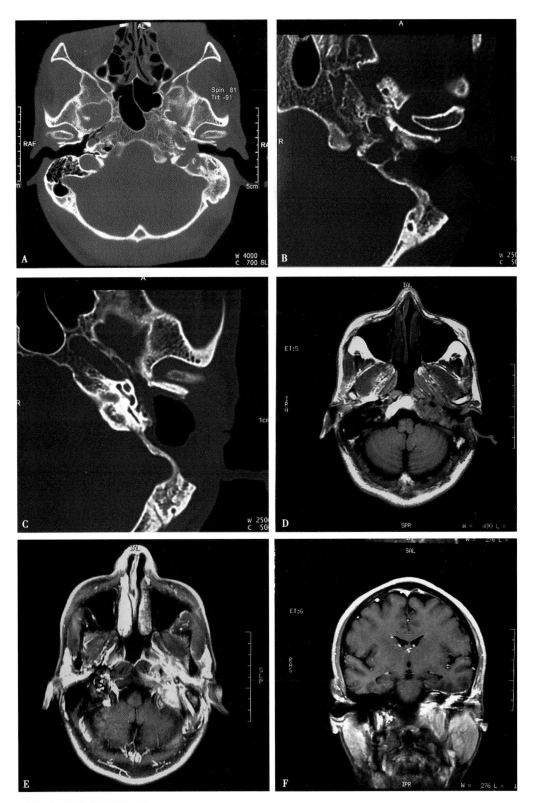

图 3-1 影像学检查结果

A. 当地医院乳突手术前颅底 CT 显示 "下鼓室软组织影，颈内动脉和颈静脉球周围的骨质破坏"，病变已经累及颅底的骨质　B~C. 乳突根治术后颞骨 CT 平扫显示中耳－乳突已经彻底开放，但颈静脉球周围未能彻底开放引流　D~F. 乳突根治术后的颅脑 MRI 显示 "左侧颞骨岩部、左侧咽旁间隙、咽后间隙、翼内肌、左侧腮腺区可见不规则稍长 T_1 稍长 T_2 信号影，增强扫描病灶呈明显不均匀强化，左侧颅底脑膜强化"，符合感染性病变

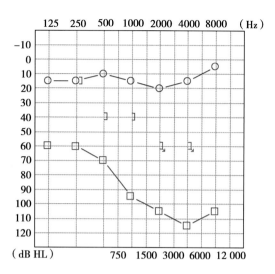

图 3-2 纯音听力图示左耳呈重度混合性聋

综合分析，本病拟诊断"颅底骨髓炎"，但岩尖炎、炎性肌纤维母细胞瘤等炎性疾病不能排除。

此外，虽然前次手术的病理学检查中未见恶性肿瘤的证据，但颞骨鳞状细胞癌或其他颞骨恶性肿瘤需要排除，参见"1 左耳肿物多次切除术后复发 5 月余"。

【治疗】

患者入院后给予地塞米松、头孢他啶等抗炎抗感染治疗 10 天，效果欠佳。给予盐酸曲马多、地佐辛、哌替啶等对症治疗，头痛等症状只能短暂缓解，经全科科室讨论，决定行手术清创。患者于 2012 年 3 月 10 日在全身麻醉下行"左侧耳－颈联合入路中耳、乳突、颈静脉孔区病变清理、耳甲腔成型术、术腔植皮（人工皮）术"。采用耳后大问号形切口，手术过程及术中所见如下：轮廓化乳突、面神经管及迷路，切除乳突尖，暴露面神经颅外段，磨除鼓骨及外耳道底壁，磨除颅后窝脑板，暴露颅后窝脑膜。术中见乳突腔内、面后气房、迷路下气房、后鼓室、下鼓室、颈静脉球及颈内静脉颅外段周围、颈内动脉管周围充满肉芽组织伴脓性分泌物，颈内动脉管骨质破坏，颈内动脉水平段暴露，管壁增厚、肉芽组织形成；颅后窝脑膜肥厚，表面有肉芽组织。面神经水平段暴露，垂直段骨管完整，面神经主干 2.0mA 电刺激无反应。清理中耳、乳突腔、颈静脉球等处的肉芽组织，刮除颅后窝脑膜表面的肉芽，直至脑膜正常处；先后用 3% 过氧化氢溶液、敏感抗生素浸泡、冲洗术腔，胸锁乳突肌带蒂肌瓣填塞乳突腔，小块颞肌填塞咽鼓管鼓室口，颞筋膜覆盖面神经垂直段，人工皮覆盖中耳、乳突腔，碘仿纱条填塞。术后病理学检查报告：（左侧乳突、颈静脉孔区）炎性肉芽组织，部分透明变性。

术后当天患者头痛明显缓解，间断使用"索米痛片"即可控制；术后出现面瘫（H-B 分级 Ⅳ 级）。术后 10 天出院，术后 2 周声嘶改善，并开始门诊术腔换药。

【最后诊断】

颅底骨髓炎伴发：①颈静脉孔区软组织感染；②迷走神经麻痹（左）；③舌咽神经麻痹（左）；④舌

下神经麻痹（左）；⑤慢性化脓性中耳炎；⑥混合性耳聋（左）；⑦乳突根治术后；⑧面神经麻痹（左，H-B Ⅳ级）

【预后与随访】

患者术后坚持门诊换药，2 月后乳突腔基本上皮化，呛咳消失，声嘶等症状明显缓解，面瘫明显改善（H-B 分级 Ⅱ级，图 3-3C）。术后半年随访，乳突腔干燥，声嘶、呛咳、面瘫症状完全消失。

最后一次电话随访时（2014 年 5 月），患者一般情况良好，体质已经恢复发病前的状况，曾在当地医院进行术腔换药 2 次，上皮化良好。

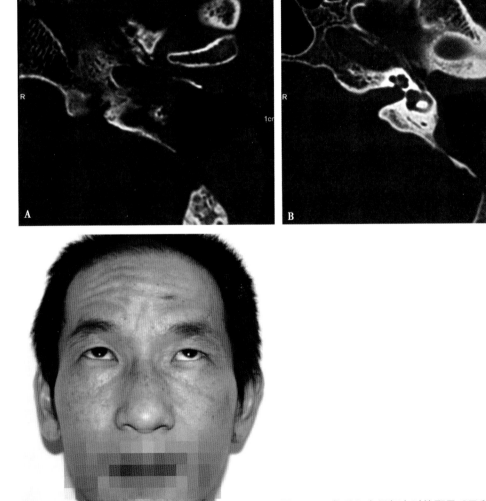

图 3-3　术后 2 个月复查时的颞骨 CT 和外观像
A 和 B. 耳 - 颈联合入路中耳、乳突、颈静脉孔区病变清理术后颞骨 CT　C. 术后 2 个月外观像

【诊疗经验、教训与启示】

文献表明，恶性外耳道炎患者无一例外出现红细胞沉降率（erythrocyte sedimentation rate，ESR）加快，平均达到 87mm/h。ESR 在治疗开始后 2 周逐渐降低，但需要数月才能回到正常值。虽然 ESR 加快没有特异性，但 ESR 在急性外耳道炎和外耳道恶性肿瘤时并不加快，所以，ESR 加快有助于恶性外耳道炎与急性外耳道炎和外耳道恶性肿瘤相鉴别。遗憾的是，本例患者没有进行 ESR 的检查。

另外，同位素骨扫描已经成为鉴别单纯性外耳道炎和恶性外耳道炎的有力工具，系列的镓（Ga）扫描还能对恶性外耳道炎治疗的有效性进行评价，避免不彻底的治疗和减少复发。骨扫描在恶性外耳道炎的诊断和随访中的价值尚未引起耳科医师的重视。

真菌感染引起的颅底骨髓炎并不罕见（表 3-1），铜绿假单胞菌敏感抗生素治疗效果欠佳时应该考虑到真菌感染的可能，本例没有进行相关的检查，可能造成诊断上的遗漏。

表 3-1　外耳道分泌物中培养出的病原微生物情况表（部分患者有超过 1 种的微生物）

微生物种类	发生病例数 / 总病例数（百分比）
铜绿假单胞菌（P.aeruginosa）	15/24（62%）
沙雷菌属（Serratia）	2/24（8%）
肺炎链球菌（S.pneumonia）	1/24（4%）
棒状杆菌属（Corynebacterium）	1/24（4%）
金黄色葡萄球菌（S.aureus）	4/24（17%）
真菌（yeast）	3/24（13%）
假丝酵母（Candida）	1/24（4%）
烟曲霉（Aspergillus fumigatus）	3/24（13%）
黑曲霉（Aspergillus niger）	1/24（4%）
皮肤混合菌落（mixed skin flora）	1/24（4%）
无生长（no growth）	1/24（4%）

虽然手术已经不再是颅底骨髓炎的主要治疗手段，但当患者对抗生素治疗无效时，还是应该考虑广泛的手术清创。Kraus 等报道了单纯的乳突切除在非手术治疗无效的颅底骨髓炎上的应用，也有其他学者采用改良乳突根治术、乳突根治术、面神经减压术，甚至岩尖切除术。本例患者在当地医院进行了乳突根治术，但术后症状反而加重，CT 提示颈静脉孔区开放引流不够，在我院二次手术时进行了更为彻底的清创术方才奏效，因此对于伴发了后组脑神经损伤的患者需要尽早进行广泛的清创术。

【相关知识及文献总结】

恶性外耳道炎（malignant external otitis，MEO）是一种涉及颅底骨质的、少见的侵袭性感染性疾病。通常从慢性外耳道的感染开始起病，或者作为颅底手术的并发症。在有效的抗生素引入临床之前，该病以手术治疗为主且复发率和死亡率高达 50%，目前的治疗主要以非手术治疗为主，外科手术仅限于明确诊断的活检和清除坏死组织的清创术。

最早的一例恶性外耳道炎是由 Toulmouche 在 1838 年报道的。1959 年，Meltzer[1] 报道了一例假单胞菌引起的颞骨骨髓炎。Chandler[2] 最早使用 "恶性外耳道炎" 的诊断来描述这种当时致命性的感染。随着对假单胞菌属敏感抗生素的临床使用，恶性外耳道炎的预后大为改观，故有学者建议放弃 "恶性外耳道炎" 这个诊断。Benecke[3] 把恶性外耳道炎分为坏死性外耳道炎（necrotizing otitis externa, NOE）和颅底骨髓炎（skull base osteomyelitis, SBO），前者只有软组织和软骨受累，而后者累及颞骨和颅底骨质，Slattery 和 Brackmann 等建议使用 "颅底骨髓炎" 取代 "恶性外耳道炎"。

（一）发病机制

恶性外耳道炎是外耳道和颞骨、颅底的一种侵袭性的感染性疾病。恶性外耳道炎的发病机制与外耳道与颅底之间的解剖关系、病原微生物侵袭力以及患者的局部和全身免疫状态有关。

外耳道由外 1/3 的软骨部、内 2/3 的骨部和二者之间的峡部构成。外耳道软骨和耳廓廓软骨相连续，外耳道软骨的下壁常有 2~3 个垂直的裂隙称为 Santorini 裂（外耳道软骨切迹），内含纤维结缔组织，能增加耳廓的活动性，但也成为炎症和肿瘤扩散的潜在通道（图 3-4）[4]。恶性外耳道炎通常由慢性外耳道炎迁延而至，炎症通过骨 - 软骨交界和 Santorini 裂进入颅底，累及颅底的软组织、软骨、骨质、腮腺及邻近的大血管和神经，导致颞骨、颅底的骨髓炎（图 3-5）。炎症扩散方向如下：

（1）向下通过茎乳孔影响面神经。

（2）向前到达腮腺。

（3）向后到达乳突和乙状窦。

（4）向上到达脑膜和大脑。

（5）向内到达蝶窦。

（6）沿着血管间隙扩散。

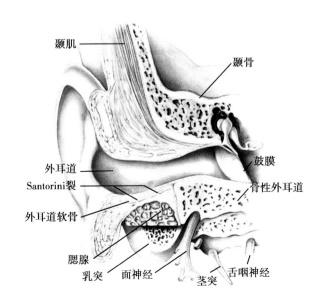

图 3-4　感染通过 Santorini 裂进入乳突和颅底

最常受累的部位是面神经离开茎乳孔处，舌咽神经、迷走神经及副神经传出颈静脉孔处，以及舌下神经通过舌下神经管处

引自：Rubin Grandis J, Branstetter BF 4th, Yu VL, et al.The changing face of malignant(necrotising) external otitis: clinical, radiological, and anatomic correlations.Lancet Infect Dis.2004, 4（1）: 34-39

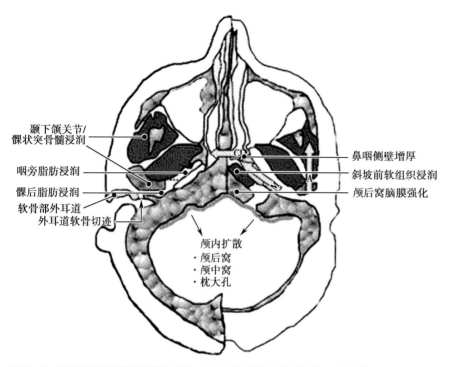

颞下颌关节/髁状突骨髓浸润
咽旁脂肪浸润
髁后脂肪浸润
软骨部外耳道
外耳道软骨切迹

鼻咽侧壁增厚
斜坡前软组织浸润
颅后窝脑膜强化

颅内扩散
· 颅后窝
· 颅中窝
· 枕大孔

图 3-5　坏死性外耳道炎扩散途径和涉及结构的示意图（轴位，左侧的平面更高）

左图视向颞下的扩散始于骨－软骨交界处，靠近 Santorini 裂，累及髁后、咽旁的脂肪、颞下颌关节和咬肌。右半侧的图示斜坡前方的软组织和鼻咽侧壁。另外，请注意 4 种扩散方式，分别用直箭头表示为向内（M）、向前（A）、对侧（C）和颅内[5]

　　尽管局部使用抗生素会影响致病原微生物的检测培养，虽然有报道指出恶性外耳道炎几乎都是由铜绿假单胞菌（*Pseudomonas aeruginosa*）感染引起（>90% 病例），但也有其他学者从外耳道的分泌物中也分离到了不同种类的微生物，据 Chin 等 2011 年报道（见表 3-1），38%（9/24）的患者有多种致病菌生长，而 4%（1/24）的患者没有培养出细菌，还有 4% 的患者为混合的皮肤菌群，29%（7/24）有真菌生长，但只有 2 例为真正的真菌性恶性外耳道炎。有研究表明，1 例长期应用环丙沙星（ciprofloxacin）治疗铜绿假单胞菌性肺炎的患者培养出耐环丙沙星的铜绿假单胞菌[5]。笔者分析认为此研究中铜绿假单胞菌培养阳性率较低（62.25%）的原因与局部抗生素的使用有关，建议停用局部用药，以便获得准确的病原学结果。

　　铜绿假单胞菌为具有极生鞭毛的革兰阴性需氧杆菌，俗称"绿脓杆菌"，在自然界分布广泛，为土壤中存在的最常见的细菌之一。作为机会致病菌，在水、空气、正常人的皮肤、呼吸道和肠道等都有本菌存在，是医院内感染的主要病原菌之一。其致病性在于分泌的外毒素和多种酶，如卵磷脂酶、脂肪酶、蛋白酶和酯酶。因为被覆黏液层，所以绿脓假单胞菌还能抵御宿主巨噬细胞的消化。铜绿假单胞菌对多黏菌素 B、E，氨基糖苷类、第三和第四代头孢菌素（头孢哌酮、头孢曲松、头孢匹罗、头孢唑喃等，后两种为三线抗菌药物，应慎用）等抗生素作用较明显，一些半合成的青霉素类抗生素，如哌拉西林对铜绿假单胞菌也有很强的抗菌作用。

　　恶性外耳道炎通常发生在老年糖尿病患者（86%~90%）和免疫力缺陷的患者（如 HIV 携带者、肿瘤患者或免疫抑制剂服用者）。糖尿病患者微血管病变（microangiopathy）和白细胞的吞噬作用和对细菌的细胞内消化功能受损是容易发生坏死性外耳道炎的基础；另外，糖尿病患者耵聍的 pH 变化和溶菌酶成分的减少也有利于细菌的生长。另外，高达 50% 患有恶性外耳道炎的糖尿病患者发病前有过外耳道冲洗治疗，外耳道冲洗可能是恶性外耳道炎的诱因。

（二）临床表现

恶性外耳道炎的临床表现以持续存在的耳痛和耳漏、头痛和脑神经损害为主。患者通常有糖尿病和慢性化脓性中耳炎的病史，大部分都可以追问到用棉棒等工具挖耳导致外耳道轻微损伤、随后出现外耳道疼痛和肿胀的病史。耳痛是恶性外耳道炎最常见的初始症状，通常持续存在且滴耳药治疗无效，严重者为跳痛，夜间加重，镇痛药常难奏效。耳痛向颞下颌关节处放散。

脑神经麻痹意味着感染的扩散，面神经最先受累，紧接着是穿行于颈静脉孔的舌咽神经、迷走神经和副神经，病变累及岩尖时可以累及三叉神经和展神经。脑神经受累并不总是意味着预后不良，但功能的恢复（如面神经功能）可能很慢，或者不完全恢复。脑膜炎、脑脓肿、硬脑膜窦血栓性静脉炎罕见，但常可致死。患者通常没有发热等感染的症状。

耳镜检查时常于外耳道底壁、骨与软骨交界处（外耳道软骨切迹，Santorini 裂）可见肉芽组织，流脓不多，但有臭味。有臭味的流脓意味着骨髓炎的起始。鼓膜可以正常。

实验室检查时，通常典型的感染征象不明显，体温正常、白细胞计数和分类正常，但 ESR 显著性增高（均值 81mm/h）。另外，要监测患者的血糖水平。Chin 等报道的队列中，13 个糖尿病患者平均的血糖水平为 11.3mmol/L（8.5~16.6mmol/L），平均糖化血红蛋白（HbA1c）为 9.0%（7.4%~13.4%），显著高于正常值（4%~6%）。虽然没有建立糖耐量水平和疾病易感性的直接联系，但有报道糖尿病患者耵聍 pH 值升高可能促使了恶性外耳道炎的发生。

（三）诊断与鉴别诊断

根据病史、临床表现、实验室检查及影像学检查，尤其是有糖尿病和慢性中耳炎的病史患者应该考虑恶性外耳道炎的诊断。红细胞沉降率可以作为筛选和监控治疗反应的工具，CT 和 MRI 对诊断和评估治疗具有价值。

CT 扫描对评估软组织和骨质的受累都有帮助，尤其是了解骨质破坏情况，可以显示中耳腔、乳突、颞下窝、咽旁间隙和鼻咽部的炎症，但无法反映治疗的效果。MRI 对软组织的受累情况的评估优于 CT，尤其是颅内情况；同样，和 CT 一样，MRI 无法反映治疗的效果。

锝（Tc）能积聚在成骨活动的区域，因此，在急慢性骨髓炎、原发或继发性肿瘤、关节异常及外伤或手术区域显示为阳性，对诊断恶性外耳道炎来说，锝（Tc）的敏感性很高，但特异性差，也不宜作为对治疗反应的随访手段，因为其代谢要花 9 个月到数年才能正常化。定量的镓（Ga）扫描能区别单纯性和坏死性外耳道炎，而且 ^{67}Ga 扫描特异性高，可以被粒细胞和细菌吸收。活动性骨髓炎时 ^{99m}Tc 和 ^{67}Ga 扫描均为阳性，但在非活动性骨髓炎时，^{99m}Tc 仍然呈阳性改变，而 ^{67}Ga 扫描则为阴性，故系列的镓扫描还能对恶性外耳道炎治疗的有效性进行评价（图 3-6）。

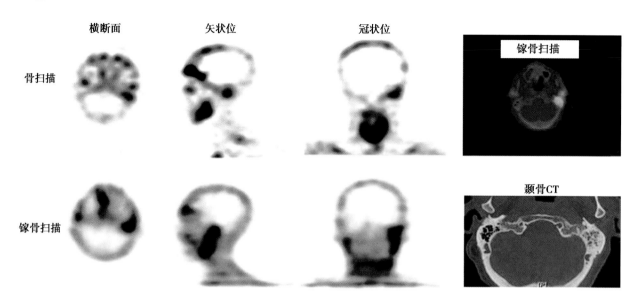

图 3-6　涉及岩椎中部的 Ⅲ 期恶性外耳道炎的 CT、单光子发射计算机化断层显象（SPE-CT）和镓骨扫描图像 [5]

本病的诊断应该与外耳道和颞骨的恶性肿瘤进行鉴别诊断。外耳道或颞骨的鳞状细胞癌也可以表现为耳痛伴外耳道流脓，而影像学检查无法区别肿瘤和恶性外耳道炎。另外，颞骨肿瘤可以和恶性外耳道炎并存。因此活检是唯一能确定诊断的方法。其他需要进行鉴别的颞骨和外耳道恶性肿瘤还包括：腺癌、腺样囊性癌、淋巴瘤、黑素瘤等。

（四）临床分期和诊断标准

临床上，基于软组织和骨质的受累情况或脑神经的病变，Levenson 、Corey [6]、Benecke、Davis 和 Chin 等都提出过恶性外耳道炎的分期系统，但都未被广泛接受，此处列出 Corey 等 1985 年提出的分期标准，供临床参考（表 3-2）。

表 3-2　恶性外耳道炎的临床分期（Corey et al.，1985）

分期	损害部位
Ⅰ	骨和软组织的感染，不伴脑神经损伤或颅内病变
Ⅱ	脑神经麻痹
	a）只有面神经麻痹
	b）多个脑神经麻痹
Ⅲ	脑膜炎、硬膜外积脓、硬膜下积脓，或脑脓肿

有学者利用镓（Ga）和锝（Tc）扫描来分级，表 3-3 为 Chin 等提出的基于影像学的分期标准，供临床参考使用 [5]。

表 3-3　恶性外耳道炎的影像学分期标准

分期	诊断标准
I	病变局限于软组织，没有骨质的受累，标准抗生素治疗超过 1 周但无效
II	早期恶性外耳道炎，骨质受累但局限于乳突
III	恶性外耳道炎向内扩散累及岩骨
IV	恶性外耳道炎向内扩散累及岩尖，或累及脑神经，或向前扩展累及面部骨质，或向后累及枕骨，或扩散至对侧颅底

也有学者利用镓（Ga）和锝（Tc）扫描来和临床表现结合起来进行分级（表 3-4，Benecke，1989）。[7]

表 3-4　恶性外耳道炎的 Benecke 临床分期（Benecke，1989）

分期	^{67}Ga	^{99}Tc	病变范围
I	+	−	软组织（坏死性外耳道炎）
II	+	+	耳部和乳突（颅底骨髓炎）
III	+	+	广泛的颅底骨髓炎

（五）诊断标准

根据临床特征，Corey、Cohen、Babiazki、Levenson 等都提出了恶性外耳道炎的诊断标准，此处列出 Sadé 等 1989 提出的标准，供参考（表 3-5）[4]。

表 3-5　疾病分类学诊断标准（Sadé et al.，1989）

1）严重的外耳道炎且对连续 10 天的非手术治疗没有反应
2）剧烈耳痛且夜间加重
3）外耳道底的局部肉芽组织
4）反复自外耳道分离到革兰阴性菌，尤其是铜绿假单胞菌

（六）治疗

本病的治疗以全身使用抗铜绿假单胞菌的抗生素为主，在三代头孢菌素发明之前（20 世纪 60 年代），半合成青霉素联合使用氨基糖苷类的应用使死亡率从 50% 降至 20%。

近 20 年，口服环丙沙星片（ciprofloxacin）因为毒副作用少、穿透骨质能力强（750mg，2 次/日，6～8 周），在治疗恶性外耳道炎中受到重视，氟喹诺酮类的应用使治愈率提高到 90%。但随着氟喹诺酮类的广泛使用，临床分离到的耐环丙沙星的铜绿假单胞菌（*Ciprofloxacin-resistant P.aeruginosa*）逐渐增多，Berenholz 等报道在门诊治疗失败的患者中可以高达 33%。多位学者提出了单一使用头孢他啶治疗（monotherapy）恶性外耳道炎的有效性。

恶性外耳道炎的药物治疗疗程应该足够，Benecke 推荐在 ^{67}Ga 扫描正常后 1 周停药，在他的 13 个

病例中，平均治疗时间为 8.8 周（4~17 周）[7]。

局部使用抗生素无效，包括喹诺酮类，只会增加从外耳道分离致病菌的难度，已经分离到抗环丙沙星的耐药菌。合并真菌感染（如曲霉菌）者可以使用两性霉素 B，但应该连续使用超过 12 周，保证足够疗程，并密切观察肾毒性。

糖尿病作为恶性外耳道炎的基础性病变，血糖控制对治疗至关重要。

高压氧治疗（hyperbaric oxygen）可以作为难治或复发病例的辅助治疗措施，尤其是伴有并发症的患者，但其疗效未经证实，也不能单独作为治疗的方法。

广泛的手术切除已经证实对本病的治疗作用非常有限。随着喹诺酮类的广泛使用，除了明确诊断，很少再需要手术，但对难治性或耐药菌引起的坏死性外耳道炎，还需手术清创。Omran 等 2011 年报道了 10 例复发性恶性外耳道炎的病例，4 例进行了广泛的手术干预，但效果欠佳，相反，在细菌培养和药敏试验指导下非手术治疗和微创手术的患者效果良好。作者建议针对致病菌的敏感抗生素治疗，而不推荐广泛的手术干预[8]。然而，也有很多作者呼吁，一旦患者对抗生素治疗或高压氧治疗没有反应时，应该及时进行更为广泛的手术。

总之，颅底骨髓炎是一种严重的、侵袭性感染，往往起源于恶性外耳道炎。典型的表现是外耳道炎局部治疗无效的老年糖尿病患者，查体于外耳道底壁骨与软骨交界处可见肉芽组织。铜绿假单胞菌是最常见的致病菌。锝骨扫描是诊断颅底骨髓炎最特异的方法，CT 和 MRI 用来评估骨与软组织受累的情况，而镓扫描和 ESR 可以作为监测治疗反应的指标。面神经损伤是最常见的并发症。

（七）预后与随访

据文献报道，恶性外耳道炎的复发率可以高达 9%~27%，通常与治疗疗程不足有关。随着敏感抗生素的广泛使用，目前该病的死亡率已经很低，但对出现后组脑神经损害、颅内并发症以及免疫抑制的患者，死亡率仍然较高，应该引起重视。

【问题】

不定项选择题

1. Ⅱ期和Ⅲ期恶性外耳道炎的区别是：（　　）

A. ^{67}Ga 扫描阳性、^{99}Tc 扫描阴性

B. 广泛的颅底骨髓炎

C. ^{67}Ga 扫描阳性、^{99}Tc 扫描阳性

2. 恶性外耳道炎的耳镜检查发现包括：（　　）

A. 骨与软骨交界处可见肉芽组织

B. 鼓膜穿孔

C. 外耳道皮肤潮湿、水肿

D. 松弛部穿孔

3. 恶性外耳道炎常见于：（　　）

A. 高血压患者

B. 糖尿病患者

C. 慢性肾衰竭患者

D. 肝功能衰竭患者

4. 大部分恶性外耳道炎的患者是：(   )

A. 婴儿

B. 青少年

C. 老年人

D. 中年人

5. 受恶性外耳道炎影响的病人包括：(   )

A. 糖尿病病人

B. 高血压病人

C. 血液系统肿瘤病人

D. 接受化学治疗的患者

E. HIV 感染病人

F. 肝炎病人

6. 恶性外耳道炎的患者 MRI 扫描用在于：(   )

A. 了解骨质累及的情况

B. 了解软组织累及的情况

C. 了解血管受累的情况

D. 了解治疗是否充分

7. 评价有效治疗的手段是：(   )

A. CT

B. MRI

C. 常规拍片

D. 系列 ^{67}Ga 扫描

8. 恶性外耳道炎的致病菌是：(   )

A. 金黄色葡萄球菌

B. β 溶血性链球菌

C. 肺炎球菌

D. 铜绿假单胞菌

9. 恶性外耳道炎的扩散途径包括：(   )

A. 向下通过茎乳孔影响面神经

B. 向前至腮腺

C. 向后达下颌下腺

D. 向后到乳突和乙状窦

E. 向内到蝶窦

F. 沿着血管周围的通道

10. Ⅰ期的恶性外耳道炎的特征包括：（   ）

    A. 外耳道软组织炎症

    B. ^{67}Ga 扫描阳性、^{99}Tc 扫描阴性

    C. ^{67}Ga 扫描阳性、^{99}Tc 扫描阳性

    D. 颅底骨髓炎

11. Levenson 诊断恶性外耳道炎的标准包括：（   ）

    A. 难治性外耳道炎

    B. 难治性中耳炎

    C. 严重的夜间耳痛

    D. 脓性耳漏

    E. 外耳道肉芽组织

    F. 从外耳道培养出铜绿假单胞菌

    G. 外耳道链球菌生长

    H. 糖尿病

12. 铜绿假单胞菌引起的恶性外耳道炎最早由哪位医师描述：（   ）

    A. Meltzer

    B. Chandler

    C. Kerry

    D. Levenson

13. 铜绿假单胞菌的致病机制包括：（   ）

    A. 分泌外毒素；

    B. 分泌卵磷脂酶；

    C. 分泌盐酸；

    D. 分泌蛋白酶；

    E. 分泌胰酶；

    F. 细菌被黏蛋白包被

14. 糖尿病患者容易发生恶性外耳道炎的机制包括：（   ）

    A. 巨噬细胞功能受损

    B. 分泌的耵聍缺乏溶菌酶

    C. 细胞内细菌消化功能受损

    D. 微血管病变

【文献及进一步阅读】

1. Meltzer PE,Kelemen G.Pyocutaneous osteomyelitis of the temporal bone,madible,and zygoma.Laryngoscope,1959,169:1300-1316

2. Chandler JR.Malignant external otitis.Laryngoscope,1968,78:1257-1294

3. Chandler JR.Malignant external otitis and facial paralysis.Otolaryngol Clin North Am,1974,7:375-383

4. Rubin Grandis J,Branstetter BF th,Yu VL.The changing face of malignant (necrotising) external otitis:clinical,radiological,and anatomic correlations. Lancet Infect Dis,2004,4(1):34-39

5. Chin R,Roche P,Sigston E,et al.,Malignant otitis externa:An Australian case series.Surgeon.2012(10),:273-277

6. Corey JP,Levandowski RA,Panwalker AP.Prognostic implications of therapy for necrotizing external otitis.Am J Otol,1985,6(4):353-358

7. Benecke JE Jr.Management of osteomyelitis of the skull base.Laryngoscope, 1989,99:1220-1223

8. Omran AA,Garem HFE.,Alem RKA.Recurrent malignant otitis externa:management and outcome.Eur Arch Otorhinolaryngol,2012,269:807-811

9. Holder CD,Gurucharri M,Bartels LJ,et al.Malignant external otitis with optic neuritis.Laryngoscope,1986,96:1021-1023

10. Kwon BJ,Han MH,Oh SH,et al.MRI findings and spreading patterns of necrotizing external otitis:Is a poor outcome predictable? Clinical Radiology,2006,61:495-504

11. Uri A,Gips S,Front A,et al.Quantitative bone and 67Ga scintigraphy in the differentiation of necrotizing external otitis from severe external otitis. Arch Otolaryngol Head Neck Surg,1991,117:623-626

12. Wormald PJ.Surgical management of benign necrotizing otitis externa.J Laryngol Otol,1994,108:101-105

13. Davis JC,Gates GA,Lerner C,et al.Adjuvant hyperbaric oxygen in malignant external otitis.Arch Otolaryngol Head Neck Surg,1992,118(1):89-93

14. Sadé J,Lang R,Goshen S,et al.Ciprofloxacin treatment of malignant external otitis.Am J Med,1989,87:138S

15. Rubin J,Yu VL.Malignant external otitis:insights into pathogenesis,clinical manifestations,diagnosis,and therapy.Am J Med,1988,85:391-398

（申卫东　杨仕明）

4

发热,头面部、躯干丘疱疹、溃疡、结痂反复发作8年,加重伴右耳流脓1年余

解放军总医院耳鼻咽喉 –
头颈外科

2011-06-15

病例讨论

由耳及耳神经外科（耳一）病区提供病例

【关键词】

高 IgE 综合征	hyper-IgE syndrome
Job 综合征	Job's syndrome
冷脓肿	cold abscesses
韦格纳肉芽肿病	Wegner's granulomatosis
原发性免疫缺陷病	primary immunodeficiencies
颞骨恶性肿瘤	malignant tumor of temporal bone

【疾病分类及其他信息】

DiseasesDB	http://www.diseasesdatabase.com/ddb29572.htm
ICD-10	hyperimmunoglobulin E syndrome:H93.12
MedlinePlus	hyperimmunoglobulin E syndrome: article/001311
NICDH	primary immunodeficiency
OMIM	hyperimmunoglobulin E syndrome:147060
eMedicine	hyperimmunoglobulinemia E (Job) syndrome: Job's syndrome:article/1547969-overview
GARD	resources/11189
International Union of Immunological societies	http://www.iuisonline.org/iuis/
Merck Manuals	hyper-IgE syndrome:immunodeficiency disorders
	approach to the patient with suspected immunodeficiency:immunodeficiency disorders
	overview of immunodeficiency disorders: immunodeficiency disorders

【简要病史】

患者李先生 (C110298),男性,17岁,汉族,山西省人。以"发热,头面部、躯干丘疱疹、溃疡、结痂反复发作8年,加重伴右耳流脓1年余"之主诉入院。

患者8年前被"昆虫叮咬"后头面部、躯干及四肢反复出现疱疹、溃疡、渗出,溃疡结痂后自愈,但留有瘢痕。之后疱疹、溃疡在全身的不同部位反复出现,均能自愈,后经多方求医,未能明确诊断和有效治疗。1年前症状加重,并出现右耳流脓,伴有耳鸣、听力下降、

间断发热，在我院皮肤科按"坏疽性脓皮病、多形红斑"给予抗炎、激素等治疗，症状缓解。半年前又以"皮肤溃疡、右侧中耳炎、左侧角膜溃疡"诊断就诊于北京一三甲医院，行鼻咽部 CT 发现"右侧咽隐窝软组织肿胀"，考虑"鼻咽部淋巴瘤"，建议转诊我科，门诊以"咽鼓管肿物？"收住院。查体：全身散在结节样病变，头部可见散在褐色结痂，下肢静脉曲张，双足部散在溃疡瘢痕，左手腕部见一暗红色瘢痕。右颌下触及包块，大小 5.0cm×6.0cm×2.0cm，表面光滑，质硬，活动度差，左侧角膜可见瘢痕。右外耳道红肿，见白色脓性分泌物，右耳廓后沟皮肤破溃，与外耳道相通，见白色脓液。音叉检查（C_{256}）：WT 偏右，RT：右（－），左（＋）。既往史无特殊，对多种药物过敏（葡萄糖酸钙、头孢呋辛等）。生于山西省，无疫区、疫情、疫水接触史，父母健在，否认家族性遗传病史。

【初步诊断】

1. 坏疽性脓皮病；2. 颞骨肿瘤（右）

【实验室检查及解读】

1. 自身抗体 抗着丝点抗体 ACA、抗核抗体、抗 Scl-70 抗体、抗 Sm 抗体、抗 SSA 抗体、抗 Jo-1 抗体、抗双链 DNA 抗体、抗 UIRNP 抗体、抗 SSB 抗体均为阴性。

2. 病毒学 EB 病毒抗体（IgM）、柯萨奇病毒抗体（IgM）、单纯疱疹病毒抗体（IgM）、风疹病毒抗体（IgM）、CMV-IgM 均为阴性。

3. 肿瘤标志物 SCC、癌胚抗原、甲胎蛋白、NSE、CA15-3、CA125、CA19-9、CA724、AYFRA21-1、血清铁蛋白：均在正常范围。

4. 细胞免疫

（1）T 淋巴细胞：CD3 淋巴细胞亚群 0.37（正常参考值：0.58~0.84）、CD8 淋巴细胞亚群 0.18（正常参考值：0.19~0.42）、CD4 淋巴细胞亚群 0.21（正常参考值：0.27~0.50）均降低。

（2）B 淋巴细胞：0.32（正常参考值：0.05~0.18）增高，Ig 轻链 KAP、Ig 轻链 LAM 测定正常。

（3）自然杀伤细胞：0.30（正常参考值：0.07~0.40）正常。

5. 体液免疫

（1）IgE 3080U/ml（正常参考值：0~100U/ml），明显升高。

（2）血 β_2- 微球蛋白 2.56mg/L（正常参考值：0.07~1.8mg/L），明显升高。

（3）补体 C3、C4 测定：正常。

（4）IgA、IgM、IgG 水平测定：正常。

6. 炎症因子

（1）红细胞沉降率增快（2011 年 6 月 14 日，本院）：33mm/h（正常参考值：0~20mm/h）。

（2）C 反应蛋白（2011 年 6 月 14 日，本院）：132（正常参考值：0~8mg/L）。

（3）降钙素原：3.99ng/ml（正常参考值：<0.5ng/ml）。

7. 血细胞计数 白细胞计数 $13.84 \times 10^9/L$，嗜酸性粒细胞直接计数 $(0.01 \sim 0.04) \times 10^9/L$[正常参考值：$(0.05 \sim 0.3) \times 10^9/L$]。

8. 血红蛋白 114g/L（正常参考值：137~179g/L）。

9. 过敏原

（1）过敏原检测皮肤点刺试验（阿罗格）：蟑螂 ++++。

（2）总 IgE： 四级（过敏原 EUROLINE 中国特应性组合 3）。

10. 血培养（厌氧菌、需氧菌、真菌）+ 鉴定：反复检查为阴性。

【影像学及其他检查的解读】

本例患者术前的头皮皮损、纯音听力检查及影像学资料（图 4-1）。

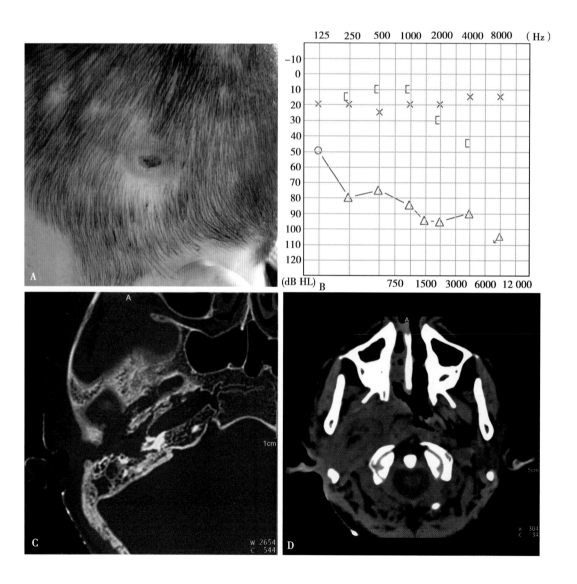

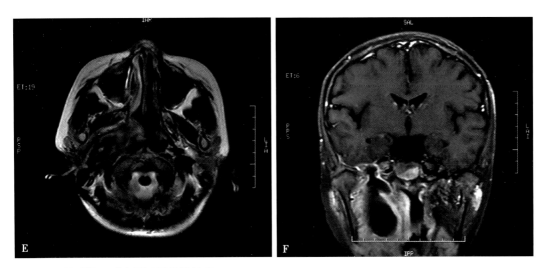

图4-1 外观像、听力图及影像学检查

A.头部冷脓肿破溃、愈合后；B.纯音听力图　C~D.颞骨轴位CT示右侧中耳乳突腔软组织影伴脓肿形成　E~F.轴位和冠状位的MRI示右侧咽旁隙、咽鼓管周围脓肿形成

1. **纯音听力图**　右侧传导性聋，平均听阈90dB。

2. **颞骨CT（本院）**　右侧乳突及中耳腔内充满软组织影，右侧鼻咽部膨隆占位。

3. **颅脑MRI（本院）**　右侧鼻咽部咽旁间隙内可见大片稍长、短T_1长、短T_2信号肿物影，边界不清，约65mm×21mm×74mm大小，右侧翼内肌受累，鼻咽腔右侧壁明显隆起，咽隐窝、咽鼓管咽口及咽鼓管圆枕结构消失，弥散加权成像（DWI）图像上病变呈高、低混杂信号。右侧中耳乳突内可见等T_1长T_2信号影。脑实质内未见异常信号影。脑室系统及脑沟、裂、池未见异常，中线结构居中。印象：①右侧鼻咽部咽旁间隙内异常信号，考虑炎症并脓肿形成的可能性大，不完全除外肿瘤性病变；②右侧中耳乳突炎。

4. **腮腺超声（本院）**　双侧腮腺大小形态如常，腺体回声均匀，导管不扩张，未见明确占位病变；彩色多普勒血流显像（CDFI）显示腺体内未见异常血流信号。双侧腮腺旁可见多发低回声结节，右侧大者约1.1cm×0.5cm，左侧大者约0.9cm×0.4cm，边界清楚，CDFI其内可见血流信号。

5. **颈部超声（本院）**　双颈部见多发低回声结节，左侧大者约1.8cm×0.5cm，右侧大者1.5cm×0.7cm，边界清楚，内部结构尚清，CDFI其内可见血流信号。双颈部多发低回声结节，肿大淋巴结，反应性增生可能性大。右侧耳垂下方可见一不均质偏低回声包块，大小约6.0cm×5.5cm，边界不清，其内可见不规则偏强回声团，CDFI示其内及周边均可见少许血流信号。

6. **腹部超声（本院）**　肝胆胰脾、腹膜后及腹腔超声未见明确异常。

7. **病理学检查结果**

（1）2010-1-12：（鼻腔外侧壁及鼻中隔）炎性坏死物及纤维素性渗出。

（2）2010-1-15：（腹部、手背部）表皮内水疱形成，内有中性粒细胞浸润，真皮内见片状坏死及血管炎形成。

（3）2010-1-18：（左侧腋下淋巴结穿刺组织）可见窦组织细胞增生及浆细胞、中性粒细胞浸润。

（4）2010-3-10：（鼻咽部活检）假复层纤毛柱状上皮黏膜组织中见大量淋巴组织与单核细胞浸润伴小血管增生，其中见少数增生的异型核细胞。另见大片纤维素性坏死物。免疫组化标记：CD34(-)，CD56(-)，CD20(+)，SMA(-)。

（5）2011-6-29：（颅底、咽旁隙、乳突，术后病理组织学）镜下为退变坏死无结构物、炎性渗出物，周围见片状炎性肉芽组织。

【诊断与鉴别诊断】

根据本例的发病过程、反复的皮肤感染及中耳、鼻窦炎症，尤其是血清 IgE 异常增高，拟诊断"高 IgE 综合征（hyper-IgE syndrome，HIES）"，但本病需要与以下三类疾病进行鉴别。

1. **患者的高 IgE 状态需要与下面引起 IgE 增高的疾病进行鉴别**　异位性皮炎、胸腺发育不良、重症湿疹、寄生虫感染、血小板减少伴免疫缺陷综合征、某些严重联合免疫缺陷病如 Omenn 综合征、慢性肉芽肿病、X 连锁多内分泌腺病肠病伴免疫失调综合征（immune dysregulation,polyendocrinopathy,enteropathy,and X linked inheritance,IPEX）、Comel-Netherton 综合征等。

2. **患者出现的鼻窦炎、中耳炎、扁桃体炎需要与韦格纳肉芽肿病进行鉴别**，详见病例 7。

3. **另外，患者的耳部的症状、皮肤表现需要与下列疾病进行鉴别：**

（1）**颞骨肿物：** 患者多次影像学检查提示"咽鼓管占位、咽旁间隙、颞骨"病变，颅脑 MRI 提示炎性病变伴脓肿形成，但肿瘤不能除外。

（2）**先天性第一鳃裂畸形：** 鳃裂畸形是胚胎发育过程中鳃器的不完全闭合引起，约占儿童头颈部包块的 20%，仅次于甲状舌管囊肿，第一鳃裂畸形（first branchial cleft anomalies）约占其中的 5%~25%。第一鳃裂畸形的病变位于耳后、腮腺区，到下颌下舌骨以上的区域，临床表现因病变部位而异，常表现为局部包块，感染后可出现局部红肿，有些开口在外耳道的病例会出现耳漏，也有文献报道内口开在咽鼓管近鼻咽处。本例有中耳炎的表现，影像学提示中耳、乳突、咽旁隙病变，但术后中耳、乳突及咽旁隙内的病变为纤维素性渗出物，未见内衬上皮的囊壁，不符合鳃裂瘘的表现。

（3）**淋巴瘤样丘疹病：** 淋巴瘤样丘疹病（lymphomatoid papulosis）为一种罕见的、CD30⁺T 淋巴细胞增殖性的皮肤病，其预后良好。本病具有复发性、自限性，通常见于成人，儿童患者罕见，皮疹表现多形，似急性或慢性苔藓样糠疹，多为紫红色丘疹、坏死性、结节性，常成批出现，对称分布，单个损害约经 3~4 周消退，愈后留下色素沉着。病程慢性，常复发，少数病例可演变成恶性淋巴瘤。本例的皮损与淋巴瘤样丘疹病相似，但手背、腹部多部位的皮肤活检提示"表皮内水疱形成伴中性粒细胞浸润，真皮内见片状坏死及血管炎形成"，符合炎性的表现。

（4）**坏疽性脓皮病：** 坏疽性脓皮病（(pyoderma gangrenosum,PG）是一种临床少见的、病因尚不明确的慢性皮肤溃疡性疾病，临床主要表现为慢性、复发性、破坏性、潜行性的皮肤溃疡，伴有剧烈的疼痛，多合并炎性肠病、风湿性疾病、血液系统疾病或恶性肿瘤。本病的发病机制不明，目前普遍认为是一种免疫性疾病。各种免疫异常，如单核细胞、中性粒细胞趋化及淋巴细胞功能的改变，以及循环免疫复合物或细胞因子、血管病变、药物都可能与 PG 发病有关。本例患者的皮肤表现、免疫异常与坏疽性脓皮病相似，本院皮肤科曾按该病进行治疗，但本例的皮肤溃疡疼痛不明显、血清总 IgE 异常增高不符合该病。

（5）皮肤坏死性血管炎：皮肤坏死性血管炎（cCutaneous necrotizing venulitis）又称为皮肤小血管性血管炎（cutaneous small vessel vasculitis,CSVV）、皮肤白细胞破碎性血管炎，是一种以可触性紫癜为特征的皮肤小血管的炎性疾病，是临床上最常见的一种血管炎，累及毛细血管后的真皮层微静脉。

【治疗】

患者于 2011 年 06 月 29 日在全身麻醉下行耳－颈－鼻联合入路右侧中耳－乳突、颞下窝、咽旁间隙肿物切除、面神经减压术，术中见：乳突腔内黏膜肿胀、肥厚，乳突腔内有脓性分泌物，外耳道前壁和前下壁骨质破坏，颞骨鼓部死骨形成，外耳道前下、下颌升支后方可见组织坏死，在骨性咽鼓管下方通咽旁间隙，腔内可见灰白色新生物，质韧，界限较清楚，清理后见肿物向前达咽鼓管咽口，并与鼻咽部相通，向下延伸至咽旁间隙，咽鼓管骨管骨质破坏，颈内动脉管垂直段和水平段部分骨管破坏。咽旁间隙的肿物并送冷冻病理检查报告为"退变坏死无结构物、炎性渗出物"。在内镜辅助下清理咽旁间隙病变后取颞肌填塞咽鼓管咽口，腹部脂肪填塞咽旁间隙、中耳－乳突腔，同时封闭外耳道、修补耳后瘘管。术后患者恢复好，未出现手术相关的并发症。

【最后诊断】

1.高 IgE 综合征（Job 综合征）；2.中耳、乳突、咽旁间隙冷脓肿（右）；3.慢性鼻窦炎；4.过敏症（药物、蟑螂）

【预后与随访】

患者术后 1 个月，封闭外耳道开裂，填塞脂肪外露，反复送培养均为阴性，再次收入院，采用局部皮瓣修复外耳道，术后伤口痊愈（图 4-2）。

患者术后随访 1 年半，皮肤疱疹、溃疡未再复发，也未出现耳流脓等。2013 年 1 月感冒出现咽喉肿痛、吞咽困难伴高热，当地医院按"急性咽峡炎"给予"头孢呋辛钠"治疗 10 天不能缓解，再次来我院门诊，按"急性化脓性扁桃体炎"给予"头孢曲松钠，1g/d"治疗 1 周后退热、症状消失。

2013 年 11 月，我们对该患者进行了现场调查，患者未再发生严重感染，发育已经赶上同年龄的青少年。患者父母、姐姐及其他近亲无相似疾病史，属于散发病例，目前该患者及其近亲的相关基因检测正在进行。

【诊疗经验、教训与启示】

高 IgE 综合征病情复杂、临床表现多样，作为系统性疾病，涉及皮肤、呼吸道、中耳、鼻腔－鼻窦、面颅骨、牙齿、脊柱等多个组织器官，但患者常常以局部表现为主诉就诊于相应的科室，如因皮肤多发性"疱疹、溃疡"而就诊于皮肤科、风湿科，影像学提示"中耳、咽旁间隙软组织影"，按"颞骨肿物"就诊于耳鼻咽喉头颈外科，但术后证实为局部"冷脓肿"形成。在目前专业日益精细分化的情况下，容易造成像高 IgE 综合征这样多系统复杂病变的漏诊和误诊。

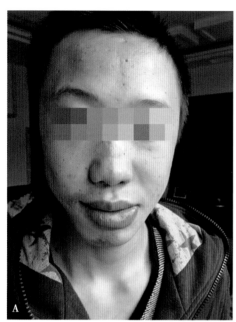
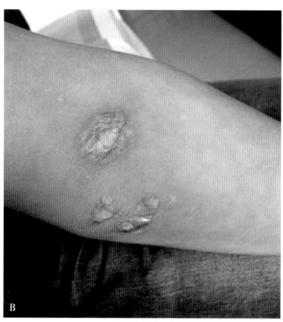
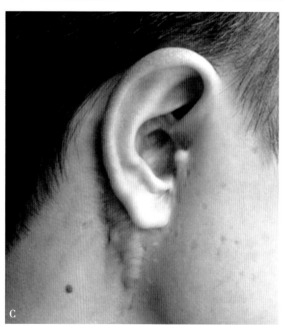

图 4-2　复诊时患者外观照片

A~B. 患儿已经长大，头面部及全身多处可见皮肤疱疹后遗留的瘢痕　C. 右侧外耳道再次局部转移皮瓣修复后愈合

　　本例患者自幼发病，辗转省内、外多家医院，在不同的科室反复就医，最终在 8 年后才得到确诊，部分原因是因为高 IgE 综合征罕见，不仅不为耳鼻咽喉头颈外科医师所认识，同时儿科、风湿科等对该病的诊治也缺乏经验，提示耳鼻咽喉头颈外科医师需要知识更新，了解系统性疾病在耳鼻咽喉头颈外科领域的表现。

【相关知识及文献总结】

　　高 IgE 综合征又称 Job 综合征，是一种临床少见的原发性免疫缺陷病（primary immunodeficency disease,PIDs），表 4-1 列出了 WHO 和国际免疫协会 2003 年提出的原发性免疫缺陷病的分类及常见类型（葡萄牙,WHO-IUIS,2003）[1]，本病属于 C 类。

表 4-1　原发性免疫缺陷病的分类

A.T 细胞和 B 细胞联合免疫缺陷

B. 抗体为主的免疫缺陷

C. 其他明确界定的免疫缺陷综合征

　　1.HIES（*STAT3,TYK2*）

　　2.Wiskott-Aldrich 综合征

　　3.DNA 修复缺陷

D. 免疫调节性疾病

E. 先天性吞噬细胞功能障碍

F. 天然免疫缺陷

G. 自身炎症反应性疾病

H. 补体缺陷

　　该病最早由 Davis 等学者于 1966 年报道，因 2 例患者均为红发少女，故借用圣经中全身长脓疮的人物 Job 的名字，将该病命名为 Job 综合征[2]。但后来发现该病的特征是血清高 IgE 和中性粒白细胞趋化缺陷，并非只发生于红发少女，故 1972 年 Buckley 等将该病正式命名为高 IgE 综合征[3]。国内对该病的报道不多，且多为散发、个案。近年来，欧洲、美国和日本报道的病例数逐年增加，最大宗的报道为 1999 年发表在《新英格兰医学杂志》上的 30 例的系统研究[4]。

　　本病以皮肤、肺等多器官复发性感染、中性粒细胞趋化障碍、血清 IgE 异常升高为特征，归纳起来包括：①慢性湿疹性皮炎；②反复严重感染；③血清 IgE 明显增高。本病多在婴幼儿期发病，常持续终身。患儿均有反复严重感染史，常见皮肤冷脓肿，反复发作的肺炎、支气管炎等，其他部位的感染包括中耳炎、慢性鼻窦炎、化脓性关节炎、骨髓炎等。患者还可有骨代谢异常、成骨不全和病理性骨折。但像本例这样，9 岁才开始发病、发生形成中耳 - 乳突及咽旁间隙冷脓肿的病例尚未见报道。

　　高 IgE 综合征的致病菌常见金黄色葡萄球菌，也可见非细菌性感染如白色念珠菌、卡氏肺囊虫感染，带状疱疹、皮肤疱疹、疱疹性角膜结膜炎等。

高 IgE 综合征的确切病因尚未明了，目前认为遗传因素、Ⅰ型变态反应、金黄色葡萄球菌的易感性、单纯疱疹病毒感染等可能与本病的发生有关。本病男女发病率大致相等，发作无明显的季节性，常无明确的过敏史，部分患者可有家族史。多数病例表现为常染色体显性遗传，少数表现为常染色体隐性遗传。Holland 等（2007）研究发现信号转导与激活因子 3 基因（signal transducer and activator of transcription-3，*STAT3*）的突变是常染色体显性表现的高 IgE 综合征的分子基础，常见的突变位点位于 DNA 结合区和高度保守的 SH2 区[5]（图 4-3）。

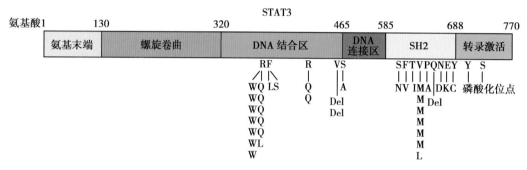

图 4-3   *STAT3* 基因的突变热点

高 IgE 综合征患者的血清总 IgE 水平一般大于 2000U/ml。可有 T 淋巴细胞亚类减少，Th/Ts 比例增高。外周血象多有嗜酸性细胞增多，感染时白细胞及中性粒细胞比例增高。红细胞沉降率可长期增快，可能与伴有慢性炎症有关。

高 IgE 综合征患者皮肤损伤非常明显，以瘙痒性丘疹多见，可伴有脓疱和红斑，常有多发性疖肿、毛囊炎、化脓性汗腺炎和蜂窝织炎，另外，患者特殊面容，如面容粗糙、前额隆突、宽鼻梁、大鼻子、牙齿异常、颊颌不相称等。

目前临床诊断 HIES 主要基于 Grimbacher 等根据该病的临床表现提出的临床评分系统，如血清 IgE 水平如果超过 2000，即积 10 分，如果总积分超过 40 即可临床诊断血清总 IgE[4]。Grimbacher 评分系统的标准见表 4-2。

表 4-2   诊断 Job 综合征的 Grimbacher 评分系统

临床发现	0	1	2	3	4	6	8	10
IgE 水平 (U/ml)	<200	200~500			501~1000		1001~2000	>2000
皮肤脓肿的数量	−		1~2		3~4		>4	
肺脓肿数量	−		1		2	3	>3	
肺实质异常	−					支气管扩张	肺大疱	

续表

临床发现	0	1	2	3	4	5	6	8	10
其他严重感染	−				+				
致命性感染	−				+				
嗜酸细胞	< 700			701~800			>800		
新生儿出疹	−				+				
严重的湿疹	−	轻微	中度		严重				
鼻窦炎（年龄）	1~2	3	4~6		>6				
念珠菌病	−	口腔、阴道	指甲		系统性				
乳牙滞留		1	2	3				>3	
脊柱侧弯	< 10		10~14		15~20			>20	
轻微骨折	−			1~2				>2	
超敏性	−				+				
特殊面容	−		轻度			+			
鼻翼增宽	<1SD	1~2SD	>2 SD						
硬腭高拱	−		+						
先天畸形	−					+			
淋巴瘤	−				+				

本病治疗以防治感染、对症治疗为主，应用西咪替丁、左旋咪唑、γ－干扰素等可改善中性粒细胞趋化功能，减少感染机会。间断应用丙种球蛋白及血浆置换有一定疗效。如能积极防治感染，患者可长期存活。

【问题】

不定项选择题

1. 高 IgE 综合征患者的特殊面容包括：（　　　）

　　A. 面容粗糙

　　B. 前额隆突

　　C. 宽鼻梁

　　D. 大鼻子

　　E. 牙齿异常

　　F. 颊颌不相称

2. 高 IgE 综合征的临床特征包括：（　　　）

　　A. 慢性湿疹性皮炎

    B. 反复严重感染

    C. 血清 IgE 明显增高

    D. 哮喘

3. 引起血清 IgE 增高的疾病有哪些?（　　　）

    A. 异位性皮炎

    B. 重症湿疹

    C. 寄生虫感染

    D. 慢性肉芽肿病

    E. 哮喘

4. 高 IgE 综合征的最常见致病菌为:（　　　）

    A. 金黄色葡萄球菌

    B. 铜绿假单胞菌

    C. 链球菌

    D. 大肠埃希菌

【文献及进一步阅读】

1. Chapel H,Geha R,Rosen F.Primary immunodeficiency diseases:an update.Clinical & Experimental Immunology,2003;132(1):9-15

2. Davis SD,Schaller J,Wedgwood RJ.Job's Syndrome.Recurrent,"cold",staphylococcal abscesses.Lancet,1966,1(7445):1013-1015

3. Buckley RH.Disorders of the IgE system.Steigm ER,ed//Immunologic Disorders in Infants and Children.4th ed.1996:413-422

4. Grimbacher B,Holland SM,Gallin JI,et al.Hyper-IgE syndrome with recurrent infections--an autosomal dominant multisystem disorder.New Eng.J.Med,1999,340:692-702

5. Holland SM,DeLeo FR,Elloumi HZ,et al.STAT3 mutations in the hyper-IgE syndrome.N Engl J Med,2007,357(16):1608-1619

6. Liu Z,Wang D,Liu Q.The presence of a lipoma in the Eustachian tube:a case report.J Med Case Reports.2011,5(1):436

7. Hameed M.Pathology and genetics of adipocytic tumors.Cytogenet Genome Res,2007,118(2-4):138-147

8. Gourin CG,Sofferman RA.Dermoid of the eustachian tube.Otolaryngol Head Neck Surg,1999,120(5):772-775

9. Tanaka H,Kohno A,Gomi N,et al.Malignant mucosal melanoma of the eustachian tube.Radiat Med,2008,26(5):305-308

10. Lin HC,Friedman M,Kuo FY,et al.Synovial sarcoma of the Eustachian tube.Head

Neck,2009,31(9):1245-1248

11.Sowerwine KJ,Holland SM,Freeman AF.Hyper-IgE syndrome update.Ann N Y Acad
Sci,2012,1250:25-32

（高　雪　申卫东　杨仕明）

5

左耳搏动性耳鸣5年

解放军总医院耳鼻咽喉-

头颈外科

2010-9-8

病例讨论

由耳内科（耳四）病区

提供病例

【关键词】

搏动性耳鸣	pulsatile tinnitus
客观性耳鸣	objective tinnitus
血管性耳鸣	vascular tinnitus,VT
静脉窦狭窄	venous sinus stenosis
球囊扩张术	percutaneous transluminal angioplasty,balloon dilation

【疾病分类及其他信息】

DiseasesDB	tinnitus(27662)
ICD-10	tinnitus(H93.1)
ICD-9	tinnitus(388.3)
MedlinePlus	tinnitus (003043)
eMedicine	ent/235
	venous sinus stenosis（viewarticle/714384）

【简要病史】

患者陈女士，58岁，汉族，河南省人，公司职员。以"左耳搏动性耳鸣5年"主诉入院。

患者于5年前劳累后逐渐出现左侧搏动性耳鸣，持续性，似"火车车轮声"，与心脏搏动一致，仅患者本人可闻及，改变头位对耳鸣无影响，但手指压迫左侧颈部后耳鸣可暂时消失，发病后左耳听力逐渐降低。患者曾在当地就诊，按"神经性聋"服用"扩血管、神经营养"等药物治疗无效。近1年来，自觉耳鸣加重，影响睡眠，遂来就诊，门诊以"左侧搏动性耳鸣"收入院。既往有高血压、心肌缺血病史10余年，平素口服"苯磺酸左旋氨氯地平2.5mg 1片/日"，血压控制良好。近期发现"血糖略高于正常"。否认脑血管疾病病史。个人、家族史无特殊。

查体：脉搏：84次/分，血压：120/60mmHg。专科检查：双侧鼓膜标志清楚。音叉检查（C_{256}）：WT：偏右，RT：双耳（+）。轻压左侧胸锁乳突肌前缘舌骨水平耳鸣可消失，压迫枕动脉及颞浅动脉区域耳鸣可减轻，听管在外耳道可听到低音调耳鸣，与心脏搏动一致（客观性耳鸣）。

【初步诊断】

1.左侧血管搏动性耳鸣，静脉窦病变？ 2.左侧中度感音神经性聋

【实验室检查及解读】

血尿便常规，血生化，血清四项，凝血四项均未见明显异常。

【影像学及其他检查解读】

本例患者术前的纯音听力检查、影像学及血管成像（图 5-1）。

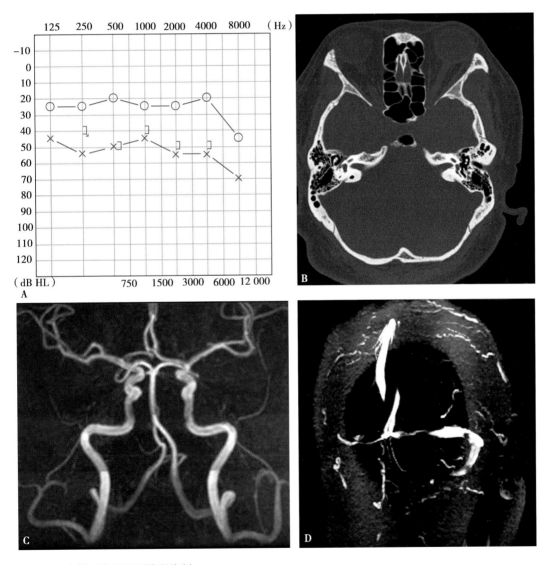

图 5-1 本例听力学及影像学资料

A. 纯音测听示左侧中度感音神经性聋 B. 颞骨 CT 未见左侧颈静脉球高位、导血管异常 C. 颅内血管
MRA 见双侧大脑前动脉、大脑中动脉、颈内动脉、椎动脉及基底动脉显影良好 D. 颅内血管 MRV 见左
侧横窦及乙状窦交汇处可见明显充盈缺损，不排除血栓或狭窄

1. 颈静脉超声 双侧颈内、外静脉管腔显示清楚，CDFI 显示静脉血流通畅，充盈良好。

2. 颈动脉超声 双侧颈总动脉、颈内动脉、右侧锁骨下动脉起始部内膜不厚，欠光滑，未见斑块。CDFI 显示血流通畅、充盈良好。PW 显示频谱正常。

3. 颅脑血管 MRA 双侧大脑前动脉、大脑中动脉、颈内动脉、椎动脉及基底动脉显影良好。

4. 颅脑血管 MRV 左侧横窦及乙状窦交汇处可见明显充盈缺损，不排除血栓或狭窄。

5. 听力学检查

（1）纯音测听：左侧感音神经性聋，平坦型曲线，平均阈值 50dB（图 5-1A）。

（2）听性脑干反应（ABR）潜伏期：左侧：V_5：5.65mV，$I \sim V$：4.1mV；

右侧：V_5：5.60mV，$I \sim V$：4.1mV。

（3）声导抗：双侧 A 型曲线。

【诊断与鉴别诊断】

本例患者在门诊和住院后进行了详细的听力学和影像学检查，以排除颅内的新生物、寻找引起耳鸣的原因。综合分析，本病例的特点如下：①老年女性，发病后病情逐渐发展；②主要症状：左耳搏动性耳鸣 5 年；③有高血压病史；④轻压左侧胸锁乳突肌前缘舌骨水平耳鸣可消失，压迫枕动脉及颞浅动脉区域耳鸣可减轻，用听管在外耳道可听到低调耳鸣，与患者的脉搏一致，符合典型的客观性、血管性耳鸣的特点。

入院后进行了详细地查体，并针对可能的血管病变，对颈内动静脉、颅内的动脉系统和静脉系统进行了详细的评估。

虽然血管成像和查体都提示本例患者的搏动性耳鸣可能与血管有关，术前详尽的影像学检查还不能确认左侧横窦及乙状窦交汇处的充盈缺损为血栓形成还是静脉窦狭窄，这两个病的潜在病因不同，治疗也各异。另外，还不能解释左侧的感音神经性耳聋与耳鸣的关系，是否存在其他潜在的疾病需要进行进一步明确。

表 5-1 列出了引起搏动性耳鸣的常见原因，图 5-2 给出耳鸣影像学研究的决策树，供搏动性耳鸣的诊治过程中参考。根据本例的特点，可能还需要进行脑血管造影才能明确诊断。

表 5-1 搏动性耳鸣的病因

分类		
动脉性	动脉畸形	颈内动脉畸形
		残留性镫骨动脉
		神经血管接触
	动脉病	动脉粥样硬化
		纤维肌性发育不良
		颈内动脉切除
		动脉瘤

分类		
动脉性	血管性肿瘤	副神经节瘤
		内淋巴囊肿瘤
		脑膜瘤
		血管外皮细胞瘤
		血管转移瘤
		血管瘤
	骨发育不良	耳硬化症
		佩吉特病
	内耳道血管襻	
	血管畸形和血管瘘	
静脉性	静脉畸形	
	颈静脉球高位或裂隙	
	乙状窦畸形	
	静脉窦血栓形成	
	导血管异常	
	良性颅内高压	
非血管性	肌肉痉挛（腭肌、鼓膜张肌、镫骨肌）	
	慢性中耳疾患	
	半规管裂	

【治疗】

根据病情发展、影像学检查，高度怀疑颈内静脉窦病变引起的"搏动性耳鸣"，请神经外科会诊，建议患者行脑血管数字减影血管造影（digital substraction angiography，DSA）检查，故患者转科至我院神经外科。

神经外科 DSA 术中所见：双侧颈动脉、椎基底动脉未见异常，双侧大脑前动脉、大脑中动脉、大脑后动脉充盈尚可。静脉窦期见左侧横窦、乙状窦交界处充盈缺损，左侧颈静脉孔异常纡曲。治疗经过：将 8F Guider 置于左侧颈内静脉内，将 Renegate 微导管在导丝引导下置于上矢状窦后部，而后将 X-celerator 导丝在微导管保护下置于上矢状窦，取 PTA4-200mm 球囊在狭窄处进行扩张。支架导引导管反复努力未能通过颈静脉孔区，未放置支架。

【预后与随访】

患者左侧横窦乙状窦移行部狭窄球囊扩张术后病情平稳，无偏瘫、失语、发热等，自诉左侧耳鸣消失，术后 1 周出院。

【最后诊断】

1.搏动性耳鸣；2.横窦乙状窦移行部狭窄（左）；3.中度感音神经性聋（左）

【诊疗经验、教训与启示】

临床上，搏动性耳鸣并不罕见，虽然该病患者常就诊于耳鼻咽喉头颈外科，但引起搏动性耳鸣的疾病谱常涉及神经外科、神经内科、耳鼻咽喉头颈外科、心血管内科、内分泌科、血液科等专业。同时搏动性耳鸣的病因复杂，虽然多涉及血管，但一些内科病症及非血管性疾病也能引起搏动性耳鸣。

搏动性耳鸣的诊疗中，最重要的是明确诊断，寻找病因往往需要系统的查体和针对性的影像学检查，而接诊医师的知识结构和临床经验至关重要。

另外，本例患者左侧中度感音神经性聋不能用左侧的静脉窦异常来解释，病史也不能提供有价值的线索，建议患者定期随访、复查听力，观察听力的变化。

【相关知识及文献总结】

听觉系统感受到与心跳一致的、节律性噪声被定义为搏动性耳鸣（pulsatile tinnitus，PT）。搏动性耳鸣（与患者的心率一致）是不常见的一个耳科症状，临床上诊断和治疗都具有挑战性。搏动性耳鸣往往与血管异常有关。

在许多情况下，搏动性耳鸣可以被检查者听到，即为客观性。据此，PT可以分为客观性和主观性耳鸣两类，如果检查者在患者的耳周或颈部能听诊到血管杂音即为客观性搏动性耳鸣；反之，只有患者自己能听到者称为主观性耳鸣。

客观性耳鸣可能起源于血流的紊乱或肌肉的痉挛，根据病因，PT可分为血管性和非血管性。来源于血管结构的PT是由于血流加速或管腔狭窄而引起的血流紊乱，常见于动静脉瘘、颈动脉狭窄、球体瘤、导静脉畸形、颈内动脉走行异常或心脏杂音（见表5-1、表5-2）[1]。

表5-2　文献报道的搏动性耳鸣患者相关研究结果

研究项目		Waldvogel	Sonmez	Remley	Krishnan	Dietz	Sismanis
病例数（客观性耳鸣的百分比）		84 (42%)	74 (15%)	100 (25%)	16 (6%)	49 (33%)	145 (8%)
研究手段（例数/百分比）	超声	68	12				
	CT	26	72	69		10	
	MRI	33	7	24		49	
	MRA	7	7			49	
	血管造影	46	5	68		17	
	CTA/V				16		

续表

研究项目			Waldvogel	Sonmez	Remley	Krishnan	Dietz	Sismanis
可能的原因：明确原因的病例数（百分比）			58（67%）	50（67%）	78（78%）	9（56%）	25（50%）	102（73%）
血管异常	ICA 变异			1（1%）	8（8%）			
	颈静脉球裂			3（4%）	5（5%）		1（2%）	
	高位颈静脉球			21（28%）	7（7%）	1（6%）		
	颈静脉球／横窦憩室			1（1%）	1（1%）	1（6%）	2（4%）	
	皮层引流静脉扩张				1（1%）		1（2%）	
	血管襻		1（1%）					
	血管扭曲							1（1%）
	优势静脉系统					6（38%）		6（4%）
获得性血管病变	硬脑膜 AVF		17（20%）	2（3%）	15（15%）			3（2%）
	软脑膜 AVF						9（18%）	
	颈内动脉－海绵窦瘘		6（7%）				1（2%）	
	ICA 动脉硬化		7（8%）	16（22%）	5（5%）			
	纤维肌肉发育异常		5（6%）		4（4%）		2（4%）	
	ICA 血管瘤		1（1%）	3（4%）	2（2%）			2（1%）
	ICA 剥离				1（1%）		1（2%）	
	颅外的 AVF						1（2%）	1（1%）
静脉窦血栓				1（1%）				
肿瘤	副节瘤		5（6%）	2（3%）	25（25%）			17（9%）
	脑膜瘤		1（1%）		2（2%）		5（10%）	
	其他		1（1%）	1（1%）	2（2%）			1（1%）
特发性颅内高压				4（5%）			2（4%）	56（61%）
静脉窦狭窄				1（1%）		1（6%）		
其他	耳硬化症							4（3%）
	肌肉痉挛							1（1%）
	系统性原因		1（1%）					10（8%）
无阳性发现			7（8%）	0	0	－	0	－

53

血管性 PT 又分为动脉性 PT 和静脉性 PT。静脉性 PT 不仅由静脉异常引起，也可因颅内压升高、动脉搏动传送到硬脑膜静脉窦所致。可以使用颈内静脉压迫试验来区别是动脉性还是静脉性 PT：如果PT 为静脉性的，做同侧颈内静脉指压试验，耳鸣将会减轻或完全消失；与颈内动脉或颈外动脉有关的 PT，在压迫颈总动脉时耳鸣发生改变，减弱或消失。PT 来源于非动脉或静脉的其他结构者，称为非血管性 PT。

文献报道的搏动性耳鸣患者结构异常的发生率变化很大，从 44% 到 91%，这种变化可能反映了研究人群、研究手段的不同。副神经节瘤、硬脑膜的动静脉瘘、特发性颅内高压、静脉解剖变异和动脉硬化是最常见的原因。表 5-2 汇集的多名学者的研究结果，对搏动性耳鸣的诊断具有参考意义。

引起搏动性耳鸣的原因众多（表 5-1、表 5-2），影像学研究的目的在于发现耳鸣可治疗的原因。MRI 是用来发现引起搏动性耳鸣的非创伤性手段，尤其是磁共振血管成像技术 MRA 和 MRV。脑血管造影虽然有创，但更具权威性，有些血管性肿瘤或畸形只能靠血管造影来诊断。另外，所有的断层成像技术都难以侦测到硬脑膜的血管畸形。Kircher 等的回顾性研究发现，71%（40/56）的主观性、搏动性耳鸣患者的 MRI 检查没有阳性发现。对客观性、搏动性耳鸣，脑血管造影诊断出了所有的病变，而 MRI 遗漏了 50%（3/6）的 病变。因此，作者建议，对主观性的 PT，MRI 可以作为一线的检查手段[2]。而对于客观性的 PT，医师应该建议患者直接选择脑血管造影[3]。

Sismanis 等总结了搏动性耳鸣的诊断流程，该流程首先强调详细的病史和查体，包括耳镜、检眼镜的发现，脑神经功能的检查，颈动脉的听诊和心脏的检查。对可疑的患者，还要有针对性地选择 CT、MRI/MRA、脑血管造影、颈部多普勒、ECG 和腰椎穿刺[4]。图 5-2 介绍了 Weissman 等关于耳鸣影像学研究的决策树，对耳鸣诊疗过程中影像学方法的选择具有指导意义[5]。

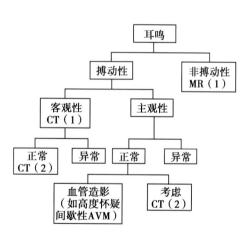

图 5-2　耳鸣影像学研究的决策树

CT(1)：包括骨窗和软组织窗的颅底和颞骨的薄层强化 CT。需要特别关注中耳、颈静脉球、岩部颈内动脉、棘孔的缺如、颅后窝和头皮的异常血管。CT（2)：包括颈部和上纵隔，注意颈内静脉的走行、上腔静脉的包块外压和颈内动脉的狭窄、血管瘤和剥离。MR：包括颅脑和颈部的 T_2、T_1 及 T_1 增强 MR，特别注意小脑脑桥角、脑干及颈内动脉

总之，引起搏动性耳鸣的病因众多，不同患者的情况千差万别，因此，针对每一个搏动性耳鸣的患者，需要进行详细地查体和检查，查体应该包括颅底的触诊，颈部、颅底和乳突部的听诊，以及脑神经的检查；耳镜和检眼镜的检查；针对性的、无创的影像学检查以及有创的脑血管造影。

搏动性耳鸣的治疗主要应针对引起耳鸣的原因。因为很多引起搏动性耳鸣的病因都是可以治疗的，所以，搏动性耳鸣的正确诊断至关重要；相反，没有准确的找到引起搏动性耳鸣的病因，结果可能是灾难性的。

由颈静脉球体瘤、颅底和颞骨血管瘤、耳硬化症等引起 PT，应治疗相应的原发疾病。与腭肌、鼓膜张肌和镫骨肌阵挛相关的 PT，可选择切断相应的肌肉或肉毒毒素的局部注射来缓解症状。而由血管畸形、狭窄、动 - 静脉瘘等引起的 PT，可通过手术（如血管结扎、动脉改道、血管成形等）、伽马刀以及选择性动脉栓塞等方法进行治疗。随着介入放射学的发展，选择性动脉栓塞和血管内支架（stenting）等在治疗这类血管性PT 中已取得了可喜的疗效[6]。

【问题】

不定项选择题

1. 搏动性耳鸣患者的 MRI、MRA 及 MRV 检查没有阳性发现，患者应该进一步做哪一项检查？(　　)

    A. 颈部血管多普勒检查

    B. 脑血管造影

    C. 腰椎穿刺

    D. ECG

2. 引起 50 岁以上老年人搏动性耳鸣最常见的原因可能是什么？(　　)

    A. 颅内压增高

    B. 动脉粥样硬化

    C. 肌肉痉挛

    D. 颅内动静脉瘘

3. 颅内增高的症状和体征包括：(　　)

    A. 头痛

    B. 不伴恶心的呕吐

    C. 眼肌麻痹

    D. 意识改变

    E. 背痛

    F. 视盘水肿

4. Sismanis 的研究中，引起搏动性耳鸣最常见的原因是哪几个：(　　)

    A. 颅内压增高

    B. 颈动脉病变

    C. 球体瘤

    D. 颅内动静脉瘘

5. 引起搏动性耳鸣的内科疾病有哪些？(　　)

    A. 高血压

    B. 糖尿病

    C. 甲状腺功能亢进

    D. 缺铁性贫血

    E. 心律失常

    F. 动脉粥样硬化

【文献及进一步阅读】

1. Madani G,Connor S.Imaging in pulsatile tinnitus.Clinical Radiology, 2009,64(3):319-328

2. Kircher ML,Leonetti JP,Marzo SJ,et al.Neuroradiologic assessment of pulsatile tinnitus.the Annual Meeting of the American Academy of Otolaryngology—Head Neck Surgery.2008,139(2):144

3. Shin EJ,Lalwani AK,Dowd CF.Role of angiography in the evaluation of patients with pulsatile tinnitus.Laryngoscope,2000,110(11):1916—1920

4. Sismanis A.Pulsatile tinnitus.A 15—year experience.Am J Otol,1998,19(4):472—477

5. Weissman JL,Hirsch BE.Imaging of Tinnitus:A Review Radiology,2000,216:342—349

6. Emery DJ,Ferguson R,Williams J.Pulsatile Tinnitus Cured by Angioplasty and Stenting of Petrous Carotid Artery Stenosis.Arch Otolaryngol Head Neck Surg,1998,124(4):460—461

（申卫东）

【关键词】

颈静脉球体瘤	glomus jugulare tumor
副神经节瘤	paraganglioma
颈静脉孔区	jugular foramen
搏动性耳鸣	pulsatile tinnitus
化学感受器瘤	chemodectomas
非嗜铬的副神经节瘤	nonchromaffin paraganglia

【疾病分类及其他信息】

DiseasesDB	ddb30847
ICD-10	C75.5,D35.6
ICD-O	M8680/0,M8693/9
MedlinePlus	article/001634
OMIM	168000
eMedicine	glomus tumors（article/251009） Imaging of head and neck glomus tumors（article/382908）
Genetics Home Reference	nonsyndromic paraganglioma
GARD	glomus jugulare tumors

【简要病史】

患者尹女士，36岁，汉族，吉林省人。以"左耳搏动性耳鸣伴听力下降4年，左侧面瘫、颈部肿物2年"主诉入院。

患者因"左耳搏动性耳鸣、听力下降、面瘫"3次在当地医院按"慢性中耳炎""中耳胆脂瘤""中耳新生物"行活检和"中耳、乳突"手术，术后病理报告为"炎症"或"胆脂瘤"。半年前因耳部肿物复发再次在当地医院行活检术，病理提示"颈静脉副神经节瘤"，为进一步诊治，我院以"左侧颈静脉孔区占位，副神经节瘤"之诊断收入院。

专科查体：左外耳道口上及耳后可见前次手术的瘢痕，左侧外耳道充满淡红色肿物，伴淡黄色分泌物。左侧面部痛温觉、轻触觉略差。左侧额纹消失，鼻唇沟变浅，左眼闭眼不能、睑裂约3mm，鼓气口角向右侧歪斜。伸舌左偏，左侧舌肌萎缩。左侧味觉减弱。双侧腭咽弓对称，悬雍垂居中，双侧咽反射正常。声带运动、闭合可，无吞咽困难。左侧斜方肌、胸锁乳突肌较对侧薄弱。既往无高血压病史，家族中无相似疾病史。

【初步诊断】

左侧颈静脉孔区占位：副神经节瘤？

【影像学及其他检查解读】

本例患者术前的纯音听力检查、影像学及血管成像，见图6-1。颈静脉球体瘤患者的听力学检查常为混合性聋，巨大的肿瘤常常引起感音神经性聋或全聋。轴位和冠状位的薄层颞骨CT在显示骨质破坏的范围上更有优势，本例中，CT显示以颈静脉孔区为中心、包括内耳在内的颞骨、颅底广泛的破坏（图6-1B、C）。对确认肿瘤的范围来说，增强磁共振成像最佳。T_1和T_2加权MRI上颈静脉球体瘤表现为肿瘤的高信号与血管流空的低信号形成的混杂信号的软组织影，而呈现出特征性的椒盐征（salt-and-pepper appearance）。本例患者的磁共振成像显示病变侵犯颈静脉孔、上颈部、小脑脑桥角及海绵窦，强化明显、椒盐征典型（图6-1D、E）。

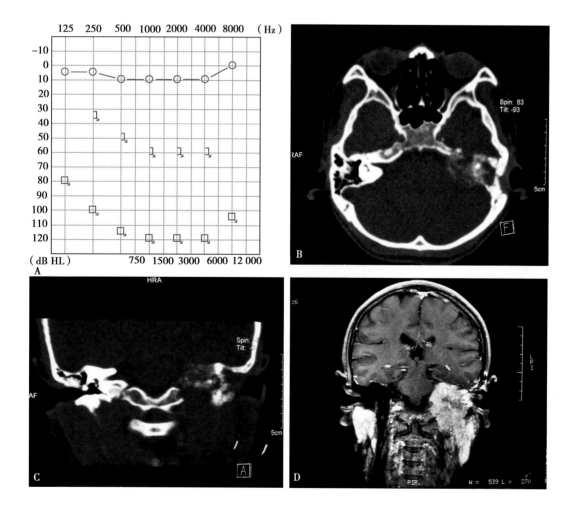

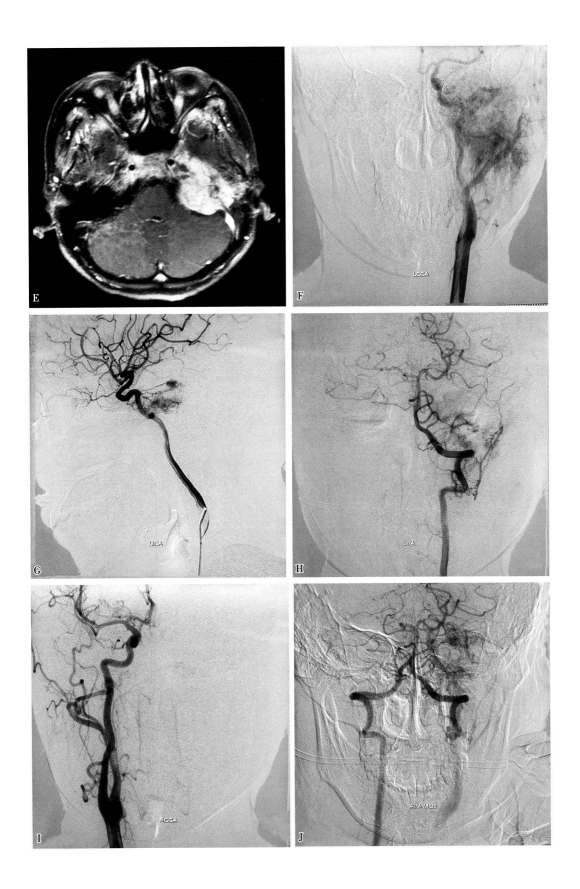

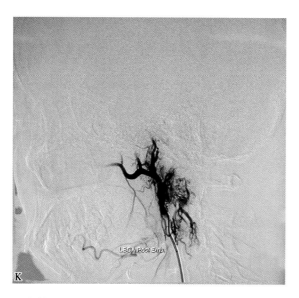

图 6-1　听力及 CT、MRI 和血管造影图像

A.纯音听力示左侧全聋　B~C.轴位和冠状位 CT　D~E.冠状位和轴位的增强 MRI　F~K.动脉造影显示肿瘤血供来自左侧颈内动脉、颈外动脉及椎动脉；F.LCCA；G.LICA；H.LVA；I.RCCA，Metas 试验显示前交通支畅通　J.RVA，Mata 试验显示后交通支畅通　K.左侧颈外动脉栓塞效果明显

颈静脉球体瘤的主要供血来自颈外系统的咽升动脉和颈内动脉岩骨段的分支，巨大的肿瘤也可以接受来自颈外动脉的其他分支、颈内动脉、椎动脉以及甲状颈干的供血。

对于局限性的颈静脉球体瘤，术前进行无创性的检查即可。但对于涉及颈内动脉的大型肿瘤，术前的颈动脉造影是必须的。伴颅内侵犯的肿瘤，椎动脉造影能够明确肿瘤是否有来自后循环的血供。术中如果需要结扎乙状窦和颈内静脉，术前应该进行静脉引流情况的评估。本例肿瘤患侧的颈外动脉、颈内动脉及椎动脉都有血供，但压颈试验显示前后交通支通畅，左侧颈外动脉栓塞效果明显。

【诊断与鉴别诊断】

颈静脉球体瘤应该与颈静脉孔区的其他良、恶性的包块进行鉴别，如后组脑神经来源的鞘膜瘤。颈静脉孔区的其他肿瘤详见【相关知识及文献总结】的鉴别诊断部分。

详细的病史和查体至关重要，包括家族史、手术史的询问。患者出现潮红、心悸和高血压提示有分泌功能的球体瘤。大约 1% 的颈静脉球体瘤分泌儿茶酚胺类（catecholamines）。24 小时尿液尿中香草扁桃酸、去甲肾上腺素，或者甲氧基肾上腺素的检测即可明确诊断。如果 24 小时尿检测为阳性，有必要进行多发性副神经节瘤（multiple paragangliomas）相关的检查，包括颈动脉体瘤的排除，因为颈静脉球体瘤罕有分泌儿茶酚胺的。

针对有分泌功能球体瘤，应该进行周密术前准备，避免术中因突然分泌儿茶酚胺而引起灾难性的并发症。

根据病史和术前的影像学检查，本例具有如下特点：①年轻女性；②反复手术但未能及时确诊；③肿瘤生长较快，伴颈部淋巴结肿；④病变广泛：肿瘤侵犯颞骨、小脑脑桥角、颈静脉孔区、中颅底、上颈部；⑤肿瘤血供丰富：颈外动脉、颈内动脉、椎动脉、颈深动脉；⑥多组脑神经受损（Ⅴ、Ⅶ、Ⅷ、

Ⅻ），临床上符合颈静脉球体瘤，尤其肿瘤供血丰富、影像学上典型的椒盐征等，支持球体瘤的诊断。

但肿瘤生长较快，尽管罕见，应该考虑恶变的可能。

【治疗】

患者于 2011 年 1 月 15 日在全身麻醉下行颅－耳－颈联合入路左侧颈静脉孔区肿物切除术，术中见病变广泛，涉及颈静脉孔区、颞骨、颅后窝及颅中窝，包绕颈内动脉及后组脑神经。肿瘤全切，颈内动脉及后组脑神经得以保存，但副神经穿过肿瘤，术中电刺激无反应（图 6-2）。估计术中出血约 4500ml，自体血液回收 2000ml，输注异体血 1600ml。

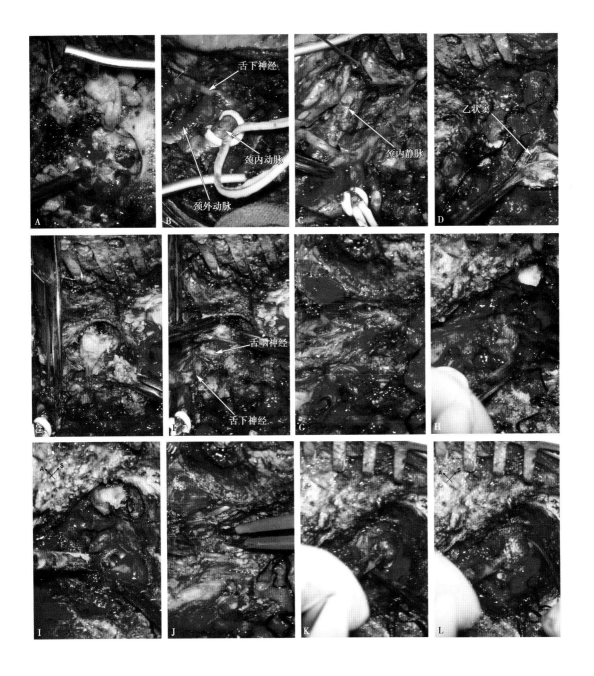

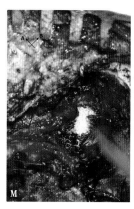
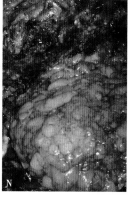

图 6-2 手术步骤及过程

A.暴露乙状窦后脑膜　B.暴露并保护颈内动脉　C.暴露颈内静脉上段　D.切开乙状窦　E.颈静脉孔区下方肿瘤　F.舌下及舌咽神经　G.~H.从颈静脉孔内侧侵犯到颅内的肿瘤　I.切除侵入颅后窝肿瘤后显露出后组脑神经　J.保留舌下、迷走神经　K.颈内动脉水平段和上升段　L.暴露斜坡和海绵　M.术腔止血后所见：颅后窝、颅中窝硬脑膜、颈内动脉水平段和上升段　N.腹部脂肪填塞术腔

　　患者术后第 3 天出现复视、呛咳、声嘶及说话无力，复视与处理颅中窝病变时对展神经的骚扰有关，后 3 个症状与术中后组脑神经的分离和牵拉有关，但术中保留了神经解剖的完整性，这些症状应都能消失，但应避免患者发生误吸和肺炎。术后第 11 天上述症状明显改善。术后没有发生脑脊液漏、颅内血肿及感染。术后的头颅 CT 显示左侧颞部肿瘤已被完全切除，小脑无水肿、出血，左侧颞叶可见低密度缺血区（图 6-3）。

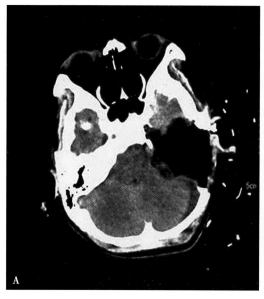
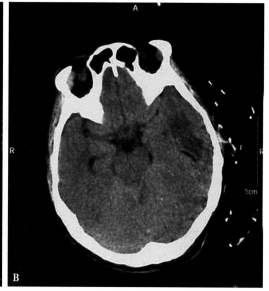

图 6-3 术后复查头颅 CT

左侧颞部肿瘤完全切除，颞叶可见低密度缺血区

【 最后诊断 】

颈静脉球体瘤（Fisch 分型 D_2 型），伴第 V、VII、VIII、XII 对脑神经受累

【 预后和随访 】

因为肿瘤与颈内动脉关系密切，理论上进展期的肿瘤很难完全切除，故术后的随访至关重要。
目前患者已经术后 2 年，定期行头颅 MRI 检查，未发现肿瘤复发。

【 诊疗经验、教训与启示 】

颈静脉球体瘤生长缓慢，病程隐匿，经常直到病变广泛时才会出现典型的症状。肿瘤局限在中耳时可以出现传导性聋、鼓室肉芽及耳漏。因为肿瘤具有丰富的血管，搏动性耳鸣常常是最早的症状。故对搏动性耳鸣的患者伴有不能用中耳炎解释的耳漏和肉芽，应该先进行颞骨的 CT 检查，而不是安排手术或进行活检。本例患者的治疗过程中经历了多次手术和活检才最终明确诊断，而此时已经距患者出现症状过去了 4 年，并出现了面瘫和后组脑神经的症状。

本病的初治非常重要，不规范的手术不仅耽误患者的治疗，还会增加再次手术的难度。另外，颈静脉球体瘤发生的部位特殊，涉及颅底及颅内外众多的神经血管，加之肿瘤富于血供，除了技术上对手术团队（颅底组）有较高的要求，还需要神经外科（颅内部分的切除）、介入科（脑血管评估、肿瘤供血的评估和超选择性动脉栓塞技术）、麻醉科（术中控制性低血压技术、高容量血液稀释技术、有分泌功能球体瘤术中高血压的控制）、血库（自体血回输和储血）、手术室（血液回收）的配合，而这些限制决定了只有大的医学中心才具备实施颈静脉球体瘤的手术的条件。

【 相关知识及文献总结 】

球体瘤（glomus tumor） 也被称为化学感受器瘤（chemodectomas）、非嗜铬的副神经节瘤（nonchromaffin paraganglia），根据 WHO 的疾病分类，球体瘤现在统称为副神经节瘤，被归为神经内分泌肿瘤（neuroendocrine tumors）。副神经节瘤（paragangliomas）起源于胚胎性神经嵴演化而来的非嗜铬的球体细胞（glomus cells）。作为交感神经系统的一部分，球体细胞作为化学感受器分布于血管［颈动脉体（aortic body）和主动脉体（carotid body）］、迷走神经、中耳（Arnold 神经或 Jacobson 神经）、肺部及其他部位。临床上根据发生的部位，习惯于称为颈静脉球体瘤（glomus jugulare tumor）、鼓室体瘤（glomus tympanicum）、颈动脉体瘤（carotid paraganglioma, carotid body tumor）、迷走神经副神经节瘤（vagal paraganglioma）、肺副神经节瘤（pulmonary paraglioma）等。

VHL、RET、SDHB、SDHD 基因的突变与综合征性或非综合征型的副神经节瘤和嗜铬细胞瘤的发生有关[1、2]。

据估计，副神经节瘤的年发病率为 1/1 300 000（Moffat,1989）[3]，尽管罕见，但副神经节瘤仍然是

中耳最常见的肿瘤，仅次于前庭神经鞘瘤，也是颞骨次常见的肿瘤。副神经节瘤女性好发，男女的比例为 1 : 3~1 : 6，且左侧多于右侧，尤其是女性患者。副神经节瘤的好发年龄在 40~70 岁，但文献报道的年龄最小是 6 个月，最大者达 88 岁。3%~10% 的散发病例肿瘤多发，而有家族史的患者多中心肿瘤发生的比例高达 25%~50%。

颈静脉球体瘤起源于位于颈静脉球壁内副神经节的主细胞，肿瘤生长缓慢，但肿瘤富含血管且具有局部侵袭性，常常沿着薄弱之处如气房、血管腔、颅底的孔道在颞骨内扩展，进一步可向颅内、外蔓延，到达海绵窦、颅后窝、上颈部，颈内静脉、乙状窦、岩下窦等血管常受累。

颈静脉球体瘤生长缓慢且早期缺乏特异性的症状，临床上往往延误诊断，且确诊时肿瘤往往已经范围广泛。最早出现搏动性耳鸣（80%）和传导性聋（60%），其他耳部的症状还包括耳闷、耳痛。而穿行颈静脉孔区的脑神经受压可以引起吞咽困难、斜方肌和胸锁乳突肌无力和声嘶（第Ⅸ～Ⅺ对脑神经），但通常发生在出现耳鸣和耳聋症状 1 年之后。颈静脉球体瘤还可以引起面瘫、舌下神经麻痹，或霍纳征，但较其他症状发生率低。2%~4% 的肿瘤具有分泌功能，可以产生儿茶酚胺、去甲肾上腺素或多巴胺，引起嗜铬细胞瘤样的症状，这些患者的首发或主要的症状可以是高血压和心动过速。

表 6-1 列出了文献报道的 52 例颈静脉球体瘤的症状、体征及发生的比例，搏动性耳鸣是颈静脉球体瘤最早出现、也是最常见的症状，出现的比例高达 98%[4]。

表 6-1 House 耳研所诊治的 52 例颈静脉球体瘤的症状和体征

症状和体征	发生比例（%）
搏动性耳鸣	98
中耳包块	94
听力下降	63
声带麻痹	34
声嘶	28
咽反射减弱	23
头晕	21
伸舌偏曲	20
斜方肌 / 胸锁乳突肌无力	18
吞咽困难	17
面部感觉减退	14
耳痛	12
外耳道包块	6
颈部包块	4

（一）术前评估和治疗

临床上，2%~4% 的肿瘤具有分泌儿茶酚胺（CA）的功能，去甲肾上腺素（norepinephrine）是最常分泌的激素。术前应该评估患者儿茶酚胺相关的症状和体征，如头疼、苍白、易汗、高血压、体位性血压改变、恶心等。临床怀疑儿茶酚胺分泌的患者应该进行血清儿茶酚胺水平测试和 24 小时尿香草基扁桃酸（VMA）水平测试。针对具有分泌功能的患者特殊处置包括术前血压的控制和术中有创血流动力学监测[5]。

尽管术前的血管造影在很大程度上被无创的血管成像技术取代（如 MRA、MRV、CTA 等），但血管栓塞在颈静脉孔区和颅底的巨大肿瘤的治疗中仍然具有无法取代的作用。颈外动脉分支的栓塞不仅可以减少出血、缩短手术时间，还能够提高肿瘤的全切率。颈内动脉和椎动脉供血血管的栓塞则更为复杂且危险，并且有效性较低。栓塞通常在术前的 24~48 小时进行。对侧压迫血管成像（Metas 试验）、主干测压、球囊闭塞实验（ballon test occlusion,BTO）都可以用来评估颈动脉阻塞后脑血管意外的风险。对可能需要术中牺牲颈内动脉且术前灌注试验表现良好的患者，可以行术前的永久性的球囊闭塞（permanent balloon occlusion），但术前灌注试验失败的患者则需要血管重建（revascularization）或血管内覆膜支架保护（coated stent graft）[6, 7]。

（二）肿瘤的分型与入路的选择

根据副神经节瘤的临床特征提出了多种分型方法，其中 Antonio De la Cruz 的分类方法对制定手术入路尤其有用（表 6-2），故在此列出[8]。另外 2 个广泛使用的 Glasscock-Jackson 分型[9]和 Fisch 分型体系（基于解剖）附于文后[10, 11]。

鼓室体瘤起源于中耳并局限于中鼓室，可以通过耳道途径切除，而突入下鼓室或后鼓室的鼓室 - 乳突型肿瘤因为鼓环的限制，则需要经过乳突 - 扩大的面隐窝入路来切除。颈静脉球型早期局限于颈静脉孔区，进一步可以向中耳和乳突蔓延，但未侵及颈内动脉和颅内，耳 - 颈联合入路就能切除，大的肿瘤可能还需要面神经改道。肿瘤进一步发展可以侵犯颈内动脉并进入颅内，则需要经过颞下窝入路及颅 - 耳 - 颈联合入路来切除肿瘤[12]。

表 6-2　Antonio De la Cruz 分型

解剖分类	手术入路
鼓室型	耳道入路
鼓室 - 乳突型	乳突 - 扩大的面隐窝入路
颈静脉球型	乳突 - 颈部入路
颈内动脉型	颞下窝入路
跨脑膜型	颞下窝入路 / 颅内

（三）鉴别诊断

颈静脉球体瘤应该与颈静脉孔区的其他良、恶性的包块进行鉴别，如Ⅸ、Ⅹ、Ⅺ、Ⅻ脑神经的鞘膜瘤，颈静脉孔区的脑膜瘤、脊索瘤、神经纤维瘤、软骨肉瘤、嗜酸性肉芽肿、浆细胞瘤、转移瘤等。

CT、MRI 及 DSA 等影像学检查在本病的鉴别诊断中具有重要价值，但明确诊断还有赖于手术和组织学证据。

（四）治疗

传统上，手术是颈静脉球体瘤的主要治疗手段，但近来，放射治疗，尤其是伽玛刀治疗能控制肿瘤生长，且与手术治疗相关的脑神经损伤发生的比例较低，使伽玛刀逐渐成为颈静脉球体瘤治疗的一个选项。

手术入路的选择主要根据病变的部位和肿瘤侵犯的范围，具体入路的选择可以参照表 6-2 的 Antonio De la Cruz 分型。术中神经监测已经成为常规。部分切除的病例需要术后放射治疗，并且定期进行 MRI/CT 检查随访。

放射治疗在颈静脉球体瘤治疗上的作用仍有争议，瘤体本身对放射治疗并不敏感，放射治疗只是减少瘤体的供血而控制肿瘤的生长，同时因为随访时间较短，常规放射治疗及立体定向放射外科的长期效果尚不能定论，况且有放射治疗控制 10~15 年后肿瘤重新开始生长的报道（Brackmann，2010）。放射治疗诱导的肿瘤恶变也不能小视。目前单独放射治疗仅限于老年人，或病变广泛且有症状但不能耐受手术的体弱者。巨大肿瘤的全切往往非常困难并且极具危险，放射治疗可作为次全切术后的补充治疗。但伽马刀和放射治疗作为有吸引力的治疗的肿瘤选择，报道逐渐增加。放射治疗不仅用于切除不完全的肿瘤或多中心的肿瘤，越来越多的研究结果显示其在肿瘤的控制、复发、并发症等方面取得了与手术相当的结果，但长期的效果有待进一步的随访研究 [13-15]。

（五）围手术期的管理

围手术期要密切监测患者的心功能，尤其是有分泌功能的肿瘤不完全切除后。术后后组脑神经的麻痹需要尽早发现、及时康复，避免误吸、肺炎等的发生。术后前 2 年，患者应该每 6~12 个月随访 1 次，进行必要的影像学检查。之后每 2 年进行 1 次随访。

（六）并发症

手术相关的并发症包括死亡、脑神经麻痹、出血、脑脊液漏、脑膜炎、难治性高血压或低血压。放射治疗相关的并发症包括颈内动脉血栓形成，垂体－下丘脑功能不足，脑脊液漏，放射性骨、脑、脑膜坏死，肿瘤恶变等。表 6-3 列出了一组颈静脉球体瘤病例术后并发症种类及发生的比例。

表 6-3　House 耳研所 52 例颈静脉球体瘤手术
相关并发症及其发生率

并发症	发生率（%）
肺炎	6
伤口感染	6
脑脊液漏	4
脑膜炎	4
误吸	4
血肿	4
肺栓塞	2
卒中	0

颈静脉球体瘤是颈静脉孔区最常见的肿瘤之一，影像学技术、尤其是 MRI 的普及提高了颈静脉球体瘤的诊断率，而显微外科技术、肿瘤供血血管栓塞技术、术中神经功能监测技术和血液回输技术的应用，提高了颈静脉球体瘤的全切率、减少了后组脑神经损伤的机会。

附：副神经节瘤的分型

为了方便读者阅读文献，此处列出了颞骨副神经节瘤广泛使用的 Glasscock-Jackson 分型（表 6-4）和 Fisch 分型体系（表 6-5），Fisch 分型基于肿瘤向周围解剖结构侵犯的范围，故与肿瘤的发病率和死亡率密切相关。

表 6-4　颞骨副神经节瘤的 Glasscock-Jackson 分型

分型	描述
I 型	肿瘤较小，局限在颈静脉球、中耳、乳突
II 型	肿瘤侵犯内耳道底 可伴颅内转移
III 型	肿瘤侵犯岩尖。可伴颅内转移
IV 型	肿瘤侵犯斜坡和颞下窝。可伴有颅内转移

表 6-5　副神经节瘤的 Fisch 分型

分型		描述
A 型		肿瘤局限在中耳（预后最好）
B 型		肿瘤局限在鼓室乳突区，未侵犯迷路下间隙
C 型		肿瘤侵犯迷路下间隙及岩尖
	C1 型	肿瘤侵犯部分颈动脉管垂直段
	C2 型	肿瘤侵犯颈动脉管垂直段
	C3 型	肿瘤侵犯颈动脉管水平段
D 型		
	D1 型	肿瘤侵犯颅内，直径小于 2cm
	D2 型	肿瘤侵犯颅内，直径大于 2cm

【问题】

不定项选择题

女性，38 岁，搏动性耳鸣 2 年，CT 发现"左侧颈静脉孔区占位"。

1. 下面哪一种病变的可能性最小？（　　　）

   A. 副神经节瘤

   B. 神经鞘瘤

   C. 神经纤维瘤

   D. 脑膜瘤

   E. 转移瘤

2. 颈静脉孔综合征指：（　　　）

A. 第Ⅸ～Ⅺ对脑神经麻痹

  B. 头痛、脑积水、搏动性耳鸣

  C. 搏动性耳鸣、运动失调及脑干症状

  D. 搏动性耳鸣、混合性聋

 3. 关于颈静脉球体瘤的描述下面哪几项是正确的？（ ）

  A. 可以侵犯乳突及邻近的枕骨

  B. 可以发生明显的颅内侵犯

  C. 可以沿乙状窦和岩下窦蔓延

  D. 中耳的听骨链常能幸免

  E. 神经浸润不常见

 4. 遗传性的副神经节瘤的基因定位在哪个区段？（ ）

  A.11q23

  B.13 P21

  C.17q23

  D.23p17

  E.18q13

 5. 颈静脉球体瘤的影像学检查的组合是：（ ）

  A.CT、增强 MRI

  B.CT 平扫 + 增强

  C.MRI 平扫 + 增强

  D. 血管造影 +MRI 平扫及增强

  E. 血管造影、CT 扫描 + 增强 MRI

【文献及进一步阅读】

1. Offergeld C,Brase C,Yaremchuk S,et al.Head and neck paragangliomas:clinical and molecular genetic classification.Clinics.2012,67(Suppl 1):19-28.doi:10.6061/clinics/2012(Sup01)05

2. Baysal BE,van Schothorst EM,Farr JE,Grashof P,Myssiorek D,Rubinstein WS,et al.Repositioning the hereditary paraganglioma critical region on chromosome band 11q23.Hum Genet,1999,104(3):219-225

3. Moffat DA,Hardy DG.Surgical management of large glomus jugulare tumours:infra- and trans-temporal approach.J Laryngol Otol,1989,103(12):1167-1180

4. Green JD,Brackmann DE,Ngu'yen CD,et al.Surgical management of previously untreated glomus jugulare tumors.Laryngoscope,1994,104:917

5. Sekhar LN,Tzortzidis FN,Bejjani GK,et al.Saphenous vein graft bypass of the

sigmoid sinus and jugular bulb during the removal of glomus jugulare tumors. Report of two cases.J Neurosurg,1997,86(6):1036-1041

6. Sanna M,Piazza P,De Donato G,et al.Combined Endovascular-Surgical Management of the Internal Carotid Artery in Complex Tympanojugular Paragangliomas. Skull Base,2009,19(1):26-42

7. Sanna M,Jain Y,De Donato G,et al.Management of jugular paragangliomas:the Gruppo Otologico experience.Otol Neurotol,2004,25(5):797-804.

8. Surgery for Glomus Tumors,Chapter 49 Brackman DE,Arriaga MA in Otologic Surgery,eds Brackmann DE,Shelton C,Arriaga MA WB Saunders,Philadelphia.579-593

9. Jackson CG,Glasscock ME 3rd,Harris PF.Glomus Tumors.Diagnosis,classification,and management of large lesions.Arch Otolaryngol,1982,108(7):401-410

10. Fisch,U:Infratemporal Fossa Approach for Glomus Tumors of the Temporal Bone. Ann Otol Rhillol LarYllgol,1982,91:474-479.

11. Fisch,U and Mattox,D.:Microsurgery of the Skull Base.Thieme,New York,1988.136

12. Brackmann DE,Shelton C,Arriaga MA.Otologic Surgery,3rd Ed.Philadelphia:Saunders, 2010.551-567

13. Pluta RM,Ram Z,Patronas NJ,et al.Long-term effects of radiation therapy for a catecholamine-producing glomus jugulare tumor.Case report.J Neurosurg,1994,80(6):1091-1094.

14. Chen PG,Nguyen JH,Payne SC,et al.Treatment of glomus jugulare tumors with gamma knife radiosurgery.Laryngoscope,2010,120:1856-1862

15. Sheehan JP,Tanaka S,Link MJ,et al.Gamma Knife surgery for the management of glomus tumors:a multicenter study.J Neurosurg,2012,117(2):246-254

（李竹梅　申卫东　戴　朴）

7

双耳听力下降伴左耳疼痛2个月，间断发热1个月，头痛1周，左侧口角歪斜2天

解放军总医院耳鼻咽喉－头颈外科

2010-11-10

病例讨论

由耳内科（耳四）病区提供病例

【关键词】

韦格纳肉芽肿病	Wegner's granulomatosis
肉芽肿性血管炎	granulomatosis with polyangiitis
IgG$_4$ 相关性疾病	IgG$_4$-related disease
鼻腔 NK/T 淋巴瘤	nasal natural killer/T-cell lymphoma
变应性肉芽肿性血管炎	allergic granulomatosis with polyangiitis，AGPA
血管炎	vasculitides
抗中性粒细胞胞浆抗体	antineutrophil cytoplasmatic autoantibodies,ANCA
ANCA 相关性小血管炎	ANCA-associated vasculitis,AAV

【疾病分类及其他信息】

Diseases DB	14057
ICD-10	M31.3
ICD-9	446.4
MedlinePlus	000135
OMIM	608710
Genetics Home Refercence (GHR)	granulomatosis with polyangiitis
GARD	granulomatosis with polyangiitis (Wegener's)
NORD	Wegner's granulomatosis
eMedicine	Wegner's granulomatosis:article/332622 overview
	otolaryngologic manifestations of Wegner granulomatosis:article/858001

【简要病史】

患者张女士， 54 岁，汉族，北京市人。以"双耳听力下降伴左耳疼痛 2 个月，发热 1 个月，头痛 1 周，左侧嘴角轻度歪斜 2 天" 主诉入院。

患者 2 个月前无明显诱因出现双耳听力下降伴左耳疼痛，在社区医院按"中耳炎"静脉滴注"头孢类抗生素"治疗 10 天，右耳听力改善，但仍有左耳痛及听力减退，再次就诊于一家三甲医院，诊断为"鼻窦炎、鼻息肉、鼻中隔偏曲"，行"鼻中隔矫正、功能性鼻内镜手术"，术后左耳听力无明显改善，按"分泌性中耳炎"行鼓室穿刺，抽出少量淡红色分泌物，穿刺后听力、耳痛无改善。1 个月前患者出现间断发热（38℃度），午后明显，自服退热药控制。1 周前又出现左侧头痛，镇痛药无效， 2 天前患者发现左侧嘴角歪斜，门诊以"中耳占位、周围性面瘫（左）、发热待查"收入院。

发病以来精神状态、体力、食欲食量较前差，睡眠情况较差。既往曾患"肝炎、肠系膜结核"，已经治愈；曾行"扁桃体切除、因异位妊娠行输卵管切除、因卵巢畸胎瘤行卵巢切除"，近 10 年行雌激素替代治疗，有高血压病史 3 年。

专科查体：外鼻无畸形，鼻腔呈术后改变，筛窦已经开放，窦腔黏膜水肿。双侧鼓膜完整，右侧鼓膜内陷，淡黄色，左侧鼓膜浑浊、略向外膨出。音叉检查 C_{256}：WT：偏右侧；RT：L（-），R（+）。左侧鼻唇沟稍变浅，鼓腮稍漏气，左侧额纹变浅，眼睑能闭合。

【初步诊断】

1.中耳占位、周围性面瘫（左）；2.发热待查；3.鼻窦占位：韦格纳肉芽肿病？淋巴瘤？

【实验室检查及解读】

患者的常规实验室检查多是非特异性的，血清尿素氮和肌酐的升高提示肾受累，90% 活动期或多器官受累的患者红细胞沉降率和 C 反应蛋白水平提高，类风湿因子和抗核抗体（ANA）也可以升高。针对 PR3 的 C-ANCA（cytoplasmic ANCA）是韦格纳肉芽肿病最特异的检测，88% 的患者显示阳性结果，另外 ANCA 在韦格纳肉芽肿患者中的阳性率还与检测方法有关。还有部分韦格纳肉芽肿病患者表达特异性针对 MPO 的 P-ANCA（perinuclear ANCA）。图 7-1 为本例患者在协和医院进行 ANCA 测试的结果，提示 IF-ANCA 和 MPO-ANCA 检查结果阳性。

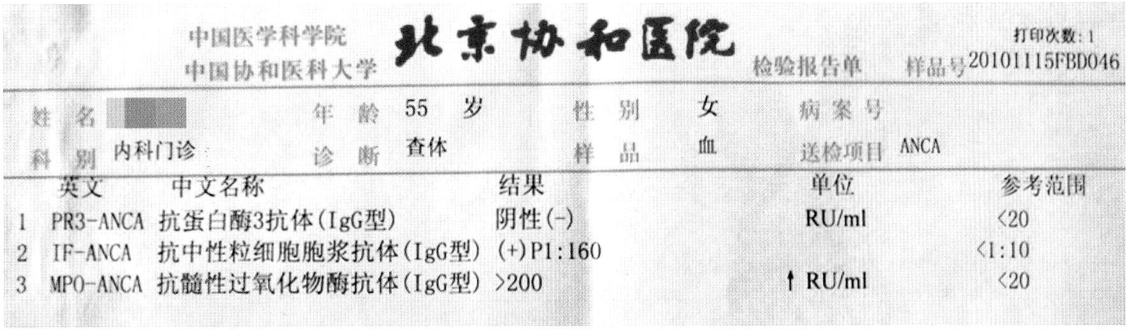

	中国医学科学院 中国协和医科大学	北京协和医院		检验报告单	样品号 20101115FBD046	打印次数：1

姓 名		年 龄	55 岁	性 别	女	病案号	
科 别	内科门诊	诊 断	查体	样 品	血	送检项目 ANCA	

	英文	中文名称	结果	单位	参考范围
1	PR3-ANCA	抗蛋白酶3抗体（IgG型）	阴性(-)	RU/ml	<20
2	IF-ANCA	抗中性粒细胞胞浆抗体（IgG型）	(+)P1:160		<1:10
3	MPO-ANCA	抗髓性过氧化物酶抗体（IgG型）	>200	↑ RU/ml	<20

图 7-1　本例 WG 患者的 ANCA 检查结果

本例患者在我院住院期间，血尿便常规、血生化、脑脊液生化及常规均正常，结核三项、类风湿三项、抗双链 DNA 抗体（A-dsDNA）、抗着丝点抗体（ACA）、抗增殖细胞核抗原抗体（PCNA）均为阴性。但红细胞沉降率增快（99mm/h）、C 反应蛋白升高（82.5mg/L）、抗核抗体(ANA)（+），再次复查抗中性粒细胞胞浆抗体（p-ANCA）（+），支持韦格纳肉芽肿的诊断。

【影像学及其他检查解读】

本例患者的术前听力学、耳镜及影像学资料（图 7-2）。

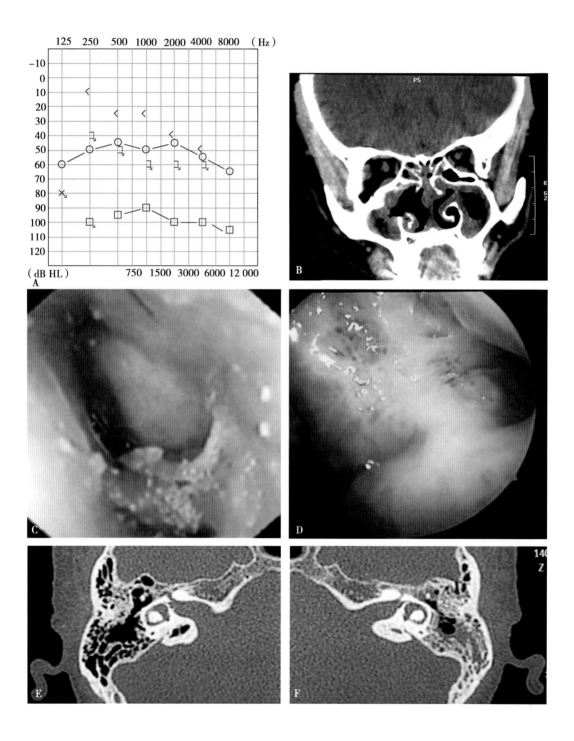

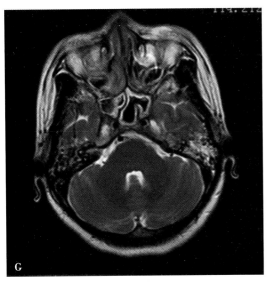
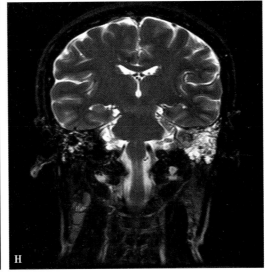

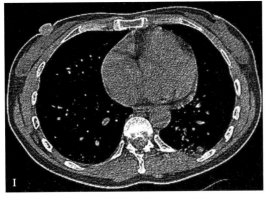

图 7-2 听力学、内镜及影像学检查

A.左侧重度感音神经性聋，右侧为混合性聋　B.鼻窦 CT：双侧上颌窦、筛窦、额窦及蝶窦内可见密度增高影，上颌窦骨壁增厚，未见破坏征象　C.鼓膜像：右侧鼓膜完整、内陷，呈黄色改变，左侧外耳道干痂附着，鼓膜完整浑浊、略向外膨出　D.鼻内镜：双侧鼻腔呈术后改变，黏膜肿胀，左侧上颌窦口扩大，窦内见软组织肿胀　E～F.颞骨 CT：左侧中耳乳突腔可见软组织影，符合炎症改变　G～H.颅脑 MRI 显示脑内散在缺血灶，双侧中耳乳突炎，多组鼻窦炎　I.肺部 CT：左肺下叶后基底段胸膜下可见蜂窝影及多发斑片状影，边缘模糊

　　90% 以上的韦格纳肉芽肿病患者的鼻窦 CT 都有问题，病变包括黏膜的增厚、骨质的破坏，但这些改变都不是特异性的。本例患者曾因"慢性鼻窦炎"行"功能性鼻窦内镜手术"，术后的鼻窦 CT 显示"双侧上颌窦、筛窦、额窦及蝶窦黏膜肥厚明显，上颌窦骨壁增厚，未见破坏征象"。2/3 的韦格纳肉芽肿病患者的肺部影像学检查异常，最常见的影像学发现是单发或多发的结节或包块，结节多为散布性的，半数有空洞，本例双肺可见"散在性的斑片和结节影"，综合病史及乳突、鼻窦、肺部的影像学检查，符合韦格纳肉芽肿病的表现。

【诊断与鉴别诊断】

当患者表现为局限性的上呼吸道病变、眼眶或肺部病变时，鉴别诊断应该包括感染性疾病（鼻窦炎、中耳炎、肺炎、肺脓肿）、肿瘤（肺癌，非小细胞型和小细胞型）、鼻硬结病和其他形式的血管炎。鼻腔黏膜的反复活检，往往难以明确诊断。当有鼻腔、口腔部窦道形成时，首先应该和鼻腔NK/T细胞淋巴瘤（中线坏死性肉芽肿）（nasal natural killer/T-cell lymphoma（lethal midline granuloma）鉴别。

1.**鼻腔NK/T淋巴瘤** 鼻腔NK/T淋巴瘤是一种特殊类型的淋巴瘤，以往称为"Stewart肉芽肿""致死性中线肉芽肿""中线恶网""血管中心性淋巴瘤"等，其发病与EB病毒感染有密切关系；病理上表现为"进行性肉芽增殖性溃疡性病变"，由于本病的瘤细胞起源于具有NK细胞和T细胞双向分化潜能的前体细胞，所以，其既表达NK细胞相关性抗原（如CD56、CD57、CD16等），也表达一些细胞毒性T细胞相关性抗原，如胞浆CD3，T细胞内抗原1（T cell intracellular atigen 1，TIA1）和颗粒酶B（granzyme B）。由于肿瘤细胞大小不一且伴有多种炎细胞浸润，加之肿瘤表面有大量坏死组织，病理学上确诊困难。其症状包括：①前驱期：鼻塞，有时伴血水样或血黏液性鼻涕，有时有腥臭味，也可干燥无涕，结痂皮；②活动期：局部症状：溃疡，肉芽形成，骨坏死；全身症状尚佳；③终末期：局部：面中部可能全部毁坏，甚至眼球也被破坏，咽喉、舌根等处也被破坏；并出现全身症状包括持续高热、消瘦、贫血，常死于大出血、恶病质、脓毒症、肺或颅内并发症。其诊断要点包括：①始发于面中部；②早期局部破坏严重，全身情况尚佳；③局部淋巴结不大；④多次活检，均无恶性肿瘤或特异性炎症；⑤血清学，微生物学和动物接种也未见特异性疾病；⑥有关特殊性肉芽肿病检查阴性（如结核、梅毒、感染性硬结病等）；⑦组织形态学上缺乏特异性炎症征象，单纯抗生素治疗无效[1]。

2.**IgG₄相关性疾病** IgG$_4$相关性疾病（IgG$_4$-related disease,IgG$_4$-RD）是近几年才定义的一种少见的以弥漫性或包块形成为特征的炎性反应，病理学上以富含IgG$_4$（＋）的浆细胞性纤维性硬化和闭塞性静脉炎为特征，累及单个器官，也可以是系统性疾病。排在胰胆管系统之后，头颈部是第二常累及的部位，累及的部位包括大唾液腺、泪腺和眼周组织、上消化道和气道（鼻窦、鼻腔）、甲状腺、淋巴结、耳部（颞骨）、皮肤及软组织等。头颈部的一些疾病，如眶周的炎性假瘤（inflammatory pseudotumor）、眼部淋巴组织增生（orbital lymphoid hyperplasia）、米库利奇病（Mikulicz disease，指泪腺、腮腺、下颌下腺对称性肿大，镜下为腺间充质内有大量淋巴细胞浸润）、慢性硬化唾液腺炎（chronic sclerosing sialadenitis，Küttner tumor）、桥本甲状腺炎（Hashimoto thyroiditis）、慢性纤维性甲状腺炎（里德尔甲状腺肿Riedel thyroiditis、慢性侵袭性纤维性甲状腺炎、木样甲状腺炎）、垂体炎（pituitary hypophysitis）等，均被认为与IgG$_4$相关。IgG$_4$-RD血清的IgG和IgG$_4$升高，部分患者自身抗体（ANCA和类风湿因子）也升高。本病对激素治疗反应良好。IgG$_4$-RD与淋巴瘤、其他肉瘤的关联罕见，但对其特性和致病机制还有待进一步的研究[2、3]。

本例患者病变累及鼻窦、中耳，且病理提示有血管炎性表现、血清ANCA（＋），需要与本病鉴别。

3.**Churg-Strauss综合征** Churg-Strauss综即变应性肉芽肿性血管炎（allergic granulomatosis with polyangiitis，AGPA），是以过敏性哮喘、嗜酸性粒细胞增多、发热和全身性肉芽肿血管炎为特征的疾病。该病病因不明，但与变态反应性疾病有很强的相关性。病变主要累及中、小动脉，病理组织学上有三大特点，即坏死性血管炎、嗜酸性粒细胞浸润和血管外肉芽肿。本病是系统性血管炎的一种类型。本病与韦格纳肉芽肿病、显微镜下多血管炎又合称为 ANCA 相关性血管炎。美国 1990 年确定变应性肉芽肿性血管炎的诊断标准为：①支气管哮喘；②白细胞分类中血嗜酸性粒细胞 >10%；③单发性或多发性单神经病变或多神经病变；④游走性或一过性肺浸润；⑤鼻窦病变；⑥血管外嗜酸性粒细胞浸润。具备上述 4 条或 4 条以上者可考虑本病的诊断。

本例患者有鼻息肉手术史，且 P-ANCA（+），但血清 IgE 水平、外周血嗜酸粒细胞不高，不支持变应性肉芽肿性血管炎的诊断。

4. Heerfordt 综合征　Heerfordt 综合征，又称眼色素层腮腺热，是结节病的一种罕见类型，肿大的腮腺可以压迫面神经，引起面瘫，激素治疗有效。

【治疗】

经院内联合会诊，本例患者被诊断为"韦格纳肉芽肿病"（Wegner granuloma），拟先行激素诊断性治疗。该患者既往患有结核，在开始激素和细胞毒性药物治疗之前进行了全身检查排除了活动性结核。使用地塞米松磷酸钠注射液（10mg，静滴滴注，1/日）1 周后患者体温得到控制（图 7-3），并且双侧骨导听力较前明显提高（图 7-4），血清 C 反应蛋白的水平也显著下降（图 7-5）。

患者体温控制后的后续治疗方案为：甲泼尼龙 16mg 口服 3/日，异环磷酰胺 2g 静脉滴注，1 次 /2 周，治疗 4 周症状明显缓解后出院。

【最后诊断】

1. 韦格纳肉芽肿病；2. 周围性面瘫（H-B Ⅲ 级，左侧）；3. 感音神经性聋（左），混合性聋（右）

【预后与随访】

患者完成第一次诊疗后效果良好，未出现治疗相关的不良反应。出院后需按韦格纳肉芽肿病诊疗方案完成进一步序贯治疗。

本例患者最后诊断为韦格纳肉芽肿病，属于全身系统性疾病，出院后应定期到风湿免疫科门诊随诊。

出院后继续服用甲泼尼龙片维持。2010 年 12 月—2011 年 9 月曾 3 次因肺部感染（巨细胞病毒、卡氏肺孢子虫、细菌感染）分别住我院呼吸内科和风湿免疫科治疗。感染控制后复查肺部 CT、免疫学指标，无明显证据显示病情活动。目前口服甲泼尼龙片 12mg/ 日维持。最后一次风湿科门诊复查时间为 2015 年 2 月 26 日。

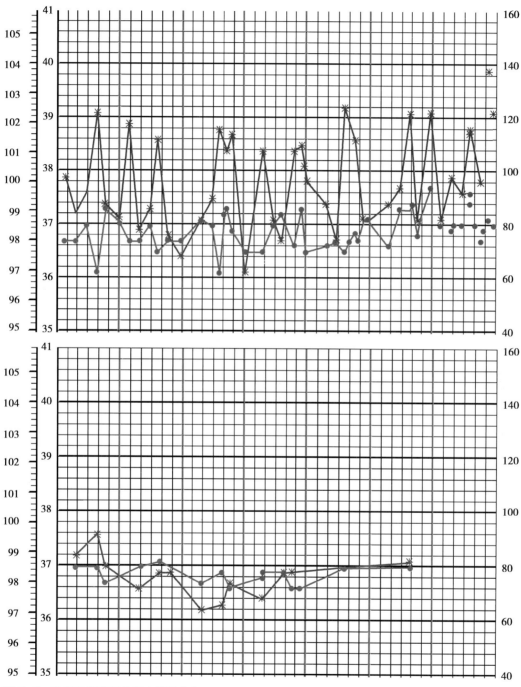

图 7-3　患者治疗前后体温心率的变化

蓝色线为体温变化，红色线为心率变化。A. 治疗前体温心率记录表　B. 治疗后体温心率记录表

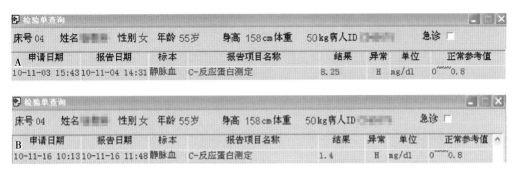

图 7-4　治疗前后 C 反应蛋白的变化

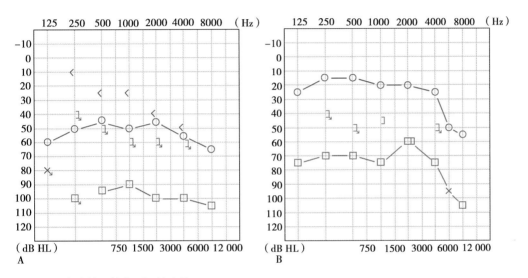

图 7-5　治疗前后纯音听阈的变化

A. 入院时的纯音听力图（2010-11-02）：右侧重度的感应神经性聋，左侧中度的混合性聋　B. 治疗后纯音听力图（2010-12-1）：双耳听力较治疗前均有提高

【诊疗经验、教训与启示】

本例患者有鼻窦炎、中耳炎，伴反复发热、肺部 CT 提示结节样病变，红细胞沉降率增快、C 反应蛋白增高、抗核抗体（ANA）、抗中性粒细胞胞浆抗体过筛试验（ANCA）（P 型）阳性，应考虑韦格纳肉芽肿病。但本例患者的临床表现逐步出现，分别位于耳部、鼻窦及肺部，且为非特异性的炎症，早期很难明确诊断。

对于病变累及多个部位，尤其是上呼吸道、肺和肾者，常规治疗效果欠佳的患者应该怀疑本病并进行针对性的检查，如 ANCA 测试以期明确诊断。

本病为全身性、系统性疾病，免疫抑制药和激素治疗效果良好。除了局限型的病例，勿盲目行手术治疗。

【相关知识及文献总结】

基于对组织病理学改变和血清学检测，Chapel 山会议共识系统命名法（Chapel Hill consensus conference nomenclature system,CCHC,2012）把血管炎（vasculitides）分为：①大血管炎，包括大动脉炎、颞动脉炎（或巨细胞动脉炎）；②中等血管炎，包括结节性多动脉炎、川崎病；③小血管炎，又分为 ANCA 相关和免疫复合物相关两部分；④变化血管的血管炎如白塞综合征；⑤单器官的血管炎；⑥与系统性疾病相关的血管炎如狼疮性血管炎；⑦与可能的病因相关的血管炎。ANCA 相关性小血管炎（ANCA-associated vasculitis,AAV）中包含有韦格纳肉芽肿病、镜下型多血管炎（microscopic polyangiitis,MPA）、微弱免疫性肾小球肾炎、C3 肾小球病和一些很罕见的因药物诱发与 ANCA 相关的血管炎病[5]。

肉芽肿性血管炎（granulomatosis with polyangiitis,GPA），更常用的名字叫**韦格纳肉芽肿病**（Wegner granuloma，WG），是一种病因不明、少见的、累及多系统的、自身免疫性疾病，属于 ANCA 相关性血管炎（ANCA-associated vasculitides，AAVs），其特征性的改变为中、小血管（毛细血管、微小静脉、微小动脉和动脉）的坏死性、肉芽性炎症和寡免疫沉积性血管炎（Pauci-immune vasculitis），常出现坏死性肾小球肾炎。WG 病因不明，肉芽肿作为最初的病理损伤，推测是由细胞免疫过程引起。本病好发于上、下呼吸道和肾。环境暴露，包括呼吸道的感染可能是肉芽形成的刺激因素。

WG 较为罕见，其发病率尚未确认，据估计在美国的发病率为 3/100 000。在欧洲人群，WG 的发病男性略高于女性，男、女的性别比为 1.5：1，但女性的病情往往较轻。WG 可以在任何年龄发病，但大部分都在 35~55 岁，儿童罕见。

WG 的遗传学基础尚不清楚，*HLA-DPB1* 基因与该病的发生有很强的联系，目前认为该病是环境因素与遗传因素共同作用的结果。

WG 是一种 ANCA 相关性血管炎（AAVs），病变常累及多个器官，临床上以上呼吸道、肺和肾受损最为多见。WG 经典的三联症包括：①上呼吸道受累（90%，首发 70%）：中耳炎、鼻窦炎，口腔、咽喉、支气管受累；②肺受累（87%，首发 45%）：浸润、结节、空洞；③肾受累（85%，首发 20%）：血尿、蛋白尿、管型。其他部位包括眼部、皮肤、关节及神经系统，患者可以出现发热、疲劳等全身的不适。

就 WG 在耳鼻咽喉头颈外科的表现，慢性鼻窦炎是最常见的早期症状（67%），并且常规治疗无效；鼻炎和鼻出血常见。鼻支架软骨破坏可以引起鞍鼻畸形，部分患者可以出现分泌性中耳炎和听力减退，而气管和声门下的肉芽肿可以引起呼吸困难（16%）。

抗中性粒细胞胞浆抗体（ANCA）是针对中性粒细胞和单核细胞胞浆组分的自身抗体，根据其在胞内的分布进一步分为胞浆型（c-ANCA）、核周型（p-ANCA）和不典型 ANCA(x-ANCA)。大部分 WG 患者的嗜中性粒细胞内都可以检测到 ANCAs，提示自身免疫在本病发病中的作用。胞浆内弥漫染色、直接针对抗丝氨酸蛋白酶 3 抗原（PR3-ANCA）的 C-ANCA 与 WG 关系密切，故 C-ANCA 又被称为 Wegner 抗原，在活动期，WG 患者 C-ANCA 的阳性率高达 90%。ANCA 是原发性小血管炎诊断、监测病情活动和预测复发的重要指标，特异性、敏感性均较好。

WG 的治疗的原则是早诊断、早治疗，治疗的方案包括激素、激素＋免疫抑制药（尤其是环磷酰胺）、大剂量免疫球蛋白、血浆置换、生物制剂（TNF-α 抑制剂）及抗感染、支持治疗。2011 年 FDA 批准利妥昔单抗（rituximab，一种针对 B 细胞的单抗）与糖皮质激素联合，作为替代环磷酰胺

（cyclophosphamide）的选择 [6]。

【问题】

不定项选择题

1. 下列关于韦格纳肉芽肿病的描述哪几项是正确的？（　　）

　　A. 男：女性别比为 1.5：1

　　B. 发病高峰年龄在 40 岁

　　C. 以坏死性肉芽肿和血管炎为特征的自身免疫性疾病

　　D. 患者通常死于肾衰竭和呼吸衰竭

　　E. 治疗以激素和细胞毒性药物为主

2. 下面哪项实验室测试是诊断 Wegener 肉芽肿较为特异性的指标？（　　）

　　A. 镜下血尿

　　B. 蛋白尿

　　C. 红细胞沉降率增快

　　D. C 反应蛋白高

　　E. ANCA 测试

3. 确诊韦格纳肉芽肿病的指标是哪些？（　　）

　　A. 血清 ANCA（+）

　　B. 典型的临床症状

　　C. 临床拟诊、激素试验性治疗有效

　　D. 组织学证据提示血管炎和肉芽肿形成

4. 用于韦格纳肉芽肿病的缓解期的药物是：（　　）

　　A. Rituxan

　　B. 咪唑硫嘌呤（AZA）

　　C. Cytoxan

　　D. 泼尼松

5. ANCA 相关性小血管炎中包括：（　　）

　　A. 韦格纳肉芽肿病

　　B. MPA

　　C. 微弱免疫性肾小球肾炎

　　D. C3 综合征

6. 与 IgG_4-RD 相关的头颈部的病变包括：（　　）

　　A. 慢性硬化唾液腺炎

　　B. 桥本甲状腺炎

　　C. 慢性纤维性甲状腺炎

　　D. 特发性肥厚性硬脑膜炎

E.眼眶炎性假瘤

【文献及进一步阅读】

1. Alexandra Villa-Forte.Overview of Vasculitis.http://www.merckmanuals.com/professional/musculoskeletal_and_connective_tissue_disorders/vasculitis/overview_of_vasculitis.html[2018-2-2]

2. Bhatti,Rahat M.MD;Stelow,Edward B.IgG$_4$-related Disease of the Head and Neck. Advances in Anatomic Pathology,2013,1(20):10-16

3. Fujita A1,Sakai O,Chapman MN,et al.IgG4-related disease of the head and neck:CT and MR imaging manifestations.Radiographics,2012,32(7):1945-1958

4. Jayne D.The diagnosis of vasculitis.Best Practice & Research Clinical Immnunology,2009,23:445

5. Rasmussen N.The 2012 revised international Chapel Hill consensus conference nomenclature of the vasculitides.Ann Rheum Dis,2012,71(Suppl 3):16

6. Stone JH,Merkel P,Spiera R,et al.Rituximab versus Cyclophosphamide for ANCA-Associated Vasculitis.N Engl J Med,2010,363(3):221-232

（杨　飞　陈星睿　冯　勃　韩维举）

【关键词】

内淋巴囊肿瘤	endolymphatic sac tumor
脑视网膜血管瘤病	von Hippel-Lindau disease
VHL 基因	von Hippel-Lindau tumor suppressor, E3 ubiquitin
低分化腺癌	low-grade adenocarcinoma
颞骨肿物	tumors of the temporal bone
血管母细胞瘤	hemangioblastoma
视网膜母细胞瘤	retinoblastoma

【疾病分类及其他信息】

DiseasesDB	14000
ICD-10	Q85.8
ICD-9	759.6
OMIM	193300 VHL GENE：608537
eMedicine	http://emedicine.medscape.com/article/1219430-overview
GARD	http://rarediseases.info.nih.gov/gard/7855/von-hippel-lindau-disease/resources/1
GHR	Von Hippel-Lindau syndrome
NORD	http://www.rarediseases.org/rare-disease-information/rare-diseases/byID/181/viewFullReport
VHL family alliance	http://www.vhl.org

【简要病史】

患者罗女士，18岁，未婚。因"左耳听力下降4年余，耳痛、流脓伴面瘫2个月"入院。

患者4年前无明显诱因下出现左耳听力下降并逐渐加重，不伴耳鸣、头痛、头晕，未予治疗。2个月前出现左耳疼痛伴流脓，当地医院按"中耳炎"给予抗生素口服、输液及外耳道滴药等治疗，左耳流脓好转，但出现口眼歪斜，为进一步治疗，遂来我院，门诊以"颞骨占位，周围性面瘫（左）"收入院。

患者目前精神状态良好，体力情况良好。2011年曾行"胸1血管母细胞瘤切除、椎管扩大成形术"。父母健在，妹妹患有"视网膜母细胞瘤"。查体：发育正常，营养良好，神志清楚。

专科情况：双耳廓无畸形，左侧外耳道内深部充满淡红色肉芽样肿物，触之易出血；右鼓膜完整，标志清楚（图8-1）。音叉检查C₂₅₆：WT偏右；RT：L未引出，R（＋）。脑神经：嗅觉检查正常。双侧瞳孔等大同圆，约3mm，对光反射灵敏，眼底检查示右侧眼底血管瘤，眼球各方向活动自如。面部痛温觉、浅触觉正常。双侧颞肌、咀嚼肌无萎缩，咀嚼动作基本对称，张口向右歪斜，双侧额纹、鼻唇沟不对称，左侧浅，左侧闭眼露白约3mm，鼓腮左侧漏气、示齿时口角偏右。双侧腭咽弓对称，悬雍垂居中，双侧咽反射正常。声带运动、闭合可，无吞咽困难。双侧斜方肌、胸锁乳突肌均无萎缩，双侧转头、耸肩对称有力；伸舌稍有左偏，舌肌无萎缩及震颤。

【初步诊断】

1. 颞骨占位（左）；2.周围性面瘫（Ⅴ级）（左）

【影像学及其他检查解读】

本例患者术前的耳镜图像、纯音听力检查、眼底造影和影像学资料（图8-1）。患侧的外耳道可见肉芽样肿物，同侧的听力全部丧失，同时显示右侧眼底血管瘤，影像学表现为左侧以颞骨中段为中心的、特征性的骨质破坏和血管强化，而血管造影提示肿瘤血供丰富。

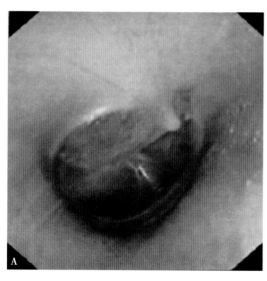
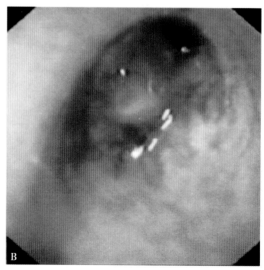

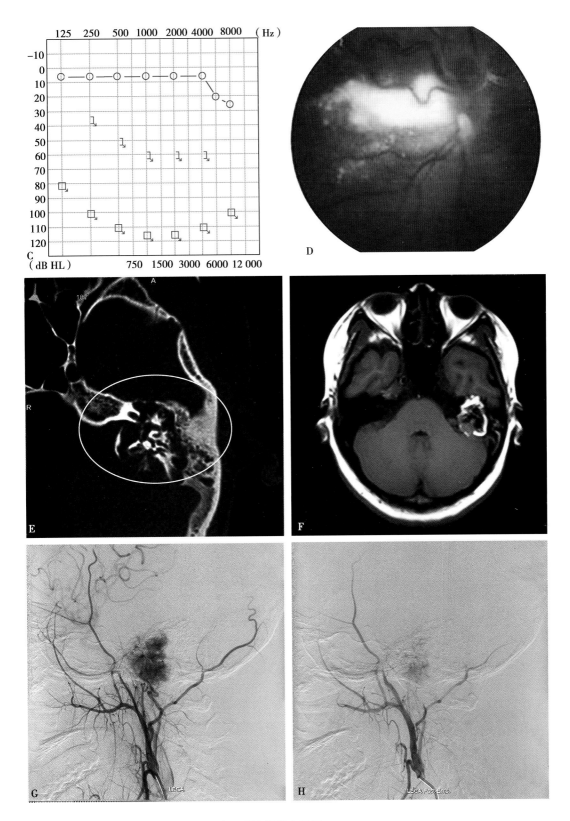

图8-1　患者的耳内镜、听力学、眼底及影像学检查结果

A和B.鼓膜像：左侧外耳道内深部淡红色肉芽样肿物，易出血　C.纯音测听示左侧全聋　D.血管造影右侧视网膜可见血管瘤　E.颞骨CT（轴位）：左侧颞骨区域呈溶骨样改变，肿瘤基质内的可见颗粒状钙化，肿瘤后壁可见薄层钙化缘　F.颅脑MRI（轴位）显示左侧颞骨占位，肿瘤边缘的高信号区域，流空效应明显　G和H.血管造影显示左侧颈外动脉供血，栓塞后瘤体血供明显减少

【鉴别诊断】

本例的特点：①青少年女性，此次就诊以耳部症状及面瘫为主，但患者曾行"胸椎血管母细胞瘤"手术，有"血管母细胞瘤"家族史；②主要症状：左耳听力下降 4 年余，流脓伴面瘫 2 个月；③主要阳性体征：左侧外耳道内深部充满淡红色肉芽样肿物，触之易出血；左侧面瘫；④影像学提示（颞骨 CT）左侧颞骨"膨胀性病变，边缘不清，上至约眶尖水平，下至左侧枕骨髁水平，侵犯岩尖、内耳、中耳腔、乳突气房及外耳道等骨性结构，病变内见颗粒状钙化。

结合患者的病史、家族史和影像学特征性的"颗粒样钙化"，术前考虑诊断为：1.颞骨占位（左），内淋巴囊肿瘤；2.脑视网膜血管瘤病

临床上，因为缺乏特征性的症状，并且很难取到活检，散发性的内淋巴囊肿瘤的诊断仍然富有挑战性。术前的颞骨 CT 和 MRI 还是最重要的手段，影像学上特征性的表现有助于与副神经节瘤、脊索瘤、软骨肉瘤等的鉴别，这些特征包括：①迷路后方、岩骨后面为中心的破坏性病变（图 8-1E、F）；② CT 上环形的钙化缘和肿瘤基质内嵴状的钙化灶（图 8-1 E）；③增强 MRI T_1 加权像显示沿肿瘤边缘的高信号区域和流空效应；④ MRI T_2 加权像上的混杂信号。

内淋巴囊肿瘤还应该与其他颞骨原发和继发性的其他疾病进行鉴别，这些疾病包括：朗格汉斯细胞组织细胞增生症、颞骨骨巨细胞瘤、脑膜瘤、颞骨转移瘤、听神经瘤、面神经瘤、浆细胞瘤、淋巴瘤、血管外皮细胞瘤、中耳癌、岩部胆脂瘤、梅尼埃病等。

脑视网膜血管瘤病需要与 Birt-Hogg-Dube 综合征、多发性的内分泌瘤、多发性副神经节瘤综合征、神经纤维瘤病、嗜铬细胞瘤、多发性囊状肾病、结节性硬化、视网膜毛细血管扩张、视网膜动脉瘤等进行鉴别。

【治疗】

增强的 MRI 显示肿瘤强化明显，故术前进行了脑血管造影和栓塞术，术中显示肿瘤血供丰富，主要的滋养血管来自左侧颈外动脉系统，栓塞后显示瘤体血供明显减少，栓塞效果良好。

患者在充分术前准备后于 2011 年 12 月 13 日在全身麻醉下行颅－耳－颈联合入路颞骨次全切除、小脑脑桥角肿瘤切除术，术中见乳突呈蜂房状破坏，房隔内充满鲜红色、搏动性瘤体组织，切除肿瘤时出血迅猛，肿瘤侵犯中耳、乳突、颈静脉孔区及颅后窝硬脑膜。切除肿瘤后取颞筋膜修补脑膜，耳大神经移植修复面神经，腹部脂肪填塞术腔，术后封闭外耳道。

术后未发生脑脊液漏、颅内出血、感染等严重并发症。术后 2 周间断拆线，伤口愈合良好。

术后病理学结果：肿瘤质硬，呈红或暗紫色，富含血管，含有骨质，无完整包膜（大体），镜下可见特征性乳头状的腺样结构；免疫组化染色显示肿瘤细胞：CgA(−)，Syn(−)，CD56(−)，EMA(−)，Ki-67(−)，S-100(+)，TTF-1(−)，Vimentin(−)，CK(+)，考虑为内淋巴囊肿瘤，低度恶性（图 8-2）。

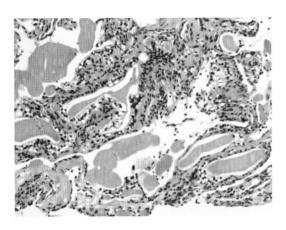

图8-2　术后病理学检查结果

镜下可见特征性乳头状的腺样结构；免疫组化染色:
CgA(−),Syn(−),CD56(−),EMA(−),Ki-67(−),S-100(+),
TTF-1(−),Vimentin(−)，CK(+)

【最后诊断】

　　1.脑视网膜血管瘤病；2.内淋巴囊肿瘤（左）；3.周围性面瘫（H-B 分级　Ⅴ级）（左）；4.胸椎血管母细胞瘤术后；5.视网膜母细胞瘤?

【预后与随访】

　　针对本例患者，近期应该就诊眼科，进行视网膜血管母细胞瘤相关的检查和治疗，远期应该进行颅脑 MRI（颅后窝）和 CT 检查随访，观察肿瘤是否复发；另外，患者还必须进行腹部 B 超、肾的 B 超或CT，以排除嗜铬细胞瘤、肾肿瘤、胰腺囊肿等可能。

　　脑视网膜血管瘤病(Von Hippel-Lindau disease，VHL)是一种常染色体显性遗传性疾病，且为多脏器的疾病，强烈建议患者及其直系亲属进行基因检测及定期的影像学筛查，以便早期发现其他部位的血管母细胞瘤。

　　患者 2013 年 7 月因"小脑血管瘤"在我院神经外科行"开颅小脑蚓部病变切除术"，术后病理学诊断为"血管母细胞瘤"，术后恢复良好。

　　患者母亲近期被诊断为"肾癌；小脑血管瘤"，因经济原因，未能进行进一步的治疗。

【相关知识及文献总结】

（一）脑视网膜血管瘤病

脑视网膜血管瘤病是一种常染色体显性遗传性疾病，其致病基因位于 3 号染色体的长臂（3p25-

26）上[1]。脑视网膜血管瘤病并不罕见，每 36 000 活产中大概就有 1 例[2]。到 65 岁时，基因外显率可超过 90%[3]，脑视网膜血管瘤病基因全长 4.5kb，该基因含 3 个外显子，编码的蛋白质即 pVHL，其分子量约 30kD[1]。*VHL* 基因编码的野生型 VHL 蛋白（wt2p VHL）能阻断延伸因子 B、C 和 Cullin2，结合形成 VCB-CUL2 复合物（VCB-CUL2 complex），而导致转录延长过程终止[4, 5]。另外，*VHL* 作为抑癌基因，在基因表达、细胞周期调控方面起到重要作用。pVHL 在 HIF 通路（HIF-pathway）中的作用如图 8-3 所示，VEGF、PDGF-β、TGF-α 高表达就可以解释 *VHL* 相关肿瘤富含血管[6]。

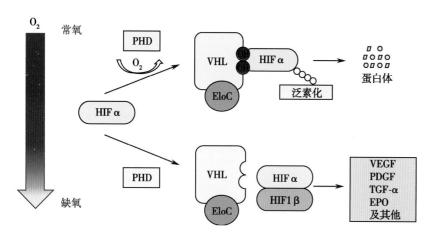

图 8-3　pVHL 在 HIF 通路中的作用

常氧状态下，缺氧诱导因子（hypoxia-inducible factor α，HIF-α）的 2 个脯氨酸残基经脯胺酰羟化酶 -2（PHD2）羟化，然后结合到 pHVL 并使其泛素化，引起蛋白酶体（proteasome）降解。低氧状态时，HIF-α 与 HIF-1β 结合，导致一系列现有基因如 *VEGF*、*PDGF-β*，*TGF-α* 和 *EPO* 的表达

研究发现正常的肾小管上皮、神经系统的浦肯野细胞、高尔基细胞（Ⅱ型）、小脑齿状核细胞等中有 VHL mRNA 的高表达，这也是这些组织 VHL 好发的原因。

VHL 的临床表现差异很大，其基本病变是血管母细胞瘤，常见的有视网膜血管瘤，小脑、延髓、脊髓的血管瘤，肾囊肿，肾细胞癌，胰腺囊肿，嗜铬细胞瘤，附睾乳头状囊腺瘤等[7]。其中脑组织血管瘤、肾细胞癌是最常见的致死原因[8-10]。

1. VHL 的诊断标准　根据临床表现，符合下述 3 点之一即可诊断为 VHL：①中枢神经系统或视网膜 1 个以上的血管母细胞瘤；②单独的神经系统成血管细胞瘤，或视网膜母细胞瘤，再加上 1 个 VHL 的内脏表现；③ 1 项 VHL 的临床表现和明确的家族史；④明确携带 VHL 的致病基因[7]。

2. VHL 的临床分型　根据基因型和表型，主要是有没有嗜铬细胞瘤（pheochromocytoma），临床上把 VHL 分为 2 型[11]。

（1）**第一型**：该型常常为缺失或无义突变，此型表现为血管母细胞瘤，而肾细胞癌和嗜铬细胞瘤罕见。

（2）**第二型**：又分为 A、B、C 3 个亚型，由 VHL 的错义突变（missense mutation）引起。2A：血管母细胞瘤和嗜铬细胞瘤，而没有肾细胞癌。2B：3 种肿瘤的风险，且肾细胞癌的风险很高。2C：有患嗜铬细胞瘤的风险。

VHL基因型与表型的对应关系（图8-4）。

图瓦什红细胞增多症（Chuvash polycythemia）也是由*VHL*基因C598T纯合突变引起，导致缺氧诱导因子（hypoxia inducible factor-1，HIF-1）降解障碍而引起贫血，但该病并不会导致肿瘤样的综合征[12]。

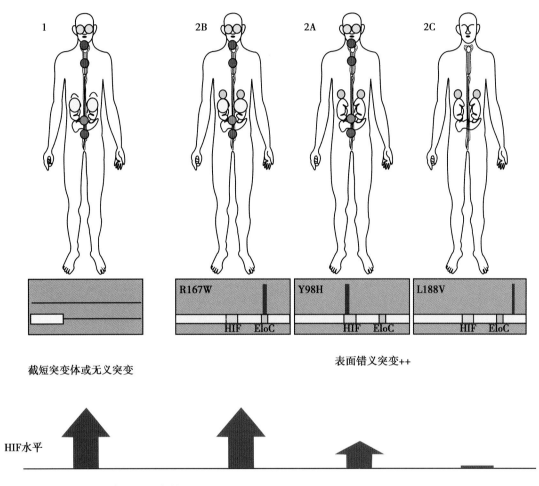

图8-4　VHL基因型与表型的对应关系

（二）内淋巴囊肿瘤

内淋巴囊肿瘤（endolymphatic sac tumors，ELST）起源于内淋巴囊或内淋巴管乳头状上皮，是临床上非常少见的一种疾病，但24%的病例并发于脑视网膜血管瘤病[13]。文献中曾经使用的名称包括内淋巴腺瘤（adenocarcinoma of endolymphatic sac）、Heffner瘤（Heffner tumor）、乳头状腺瘤（papillary adenomatous tumor）、侵袭性乳头状腺瘤（aggressive papillary adenoma）、侵袭性乳头状囊腺瘤（invasive papillary cystadenoma）、颞骨乳头状肿瘤（papillary tumor of temporal bone）和可能起源于内淋巴囊的低级别腺癌（low-grade adenocarcinoma of probable endolymphatic sacorigin）。该病既往术前多误诊为"副神经节瘤"，但随着对该病的认识和影像学、组织病理学的进步，近年来国内文献报道的病例也越来越多[14-16]。

1. 临床表现 内淋巴囊肿瘤生长缓慢，随着肿瘤的生长，患者出现单侧渐进性的耳聋，通常为感音神经性，伴耳鸣、眩晕和前庭功能障碍。随着肿瘤逐渐长大，可以破坏乳突气房，进入中耳和小脑脑桥角，出现面神经受累的面肌无力或面瘫；Ⅸ、Ⅹ、Ⅺ、Ⅻ脑神经受累引起的声音嘶哑、吞咽困难、饮水呛咳、舌肌和胸锁乳突肌萎缩等症状和体征。Bambakidis 等发现不伴有 VHL 的内淋巴囊肿瘤患者通常为单侧，肿瘤生长缓慢，年龄较大，且多为较高分化，而双侧的 ELST，几乎都见于 VHL 患者[17]。

2. 检查 内淋巴囊肿瘤的影像学表现具有特征性：肿瘤中心位于岩锥后面，边缘发生骨质吸收或鼠咬状骨质损害，伴峰状或颗粒状的钙化。血管造影显示肿瘤有丰富的血供，而主要的滋养血管来自颈外动脉[18]。

病理形态学特征为乳头状的腺样结构，目前已明确内淋巴囊来自神经外胚层，肿瘤没有包膜，因此免疫组化能检测到内淋巴囊肿瘤所携带的各种神经外胚层抗体，NSE 常有表达，Syn、Leu-7 可部分表达，TTF-1 和 CK20 通常为阴性，GFAP 作为特殊标志可与呈梭形细胞的其他肿瘤相鉴别。

3. 内淋巴囊肿瘤的分类和治疗 内淋巴囊肿瘤为低度恶性腺癌，目前的治疗以手术为主，通常需要术前对主要的供血动脉进行栓塞以减少术中的出血。对不愿手术、无法手术或术后残余的肿瘤，可以选择伽玛刀进行治疗。基于影像学的发现和肿瘤侵犯的范围，Bambakidis 等提出了内淋巴囊肿瘤（endolym-phatic sac tumor, ELST）的解剖学分类，表 8-1 列出了 ELST 的分级和手术入路的选择供参考[17]。

表 8-1 ELST 的分级和治疗选择

分级	肿瘤范围	术式选择
Ⅰ	局限在颞骨、中耳腔，侵犯或不侵犯外耳道	迷路后入路，可保留听力
Ⅱ	侵犯颅后窝	扩大的迷路后入路，听力较差者可行迷路切除
Ⅲ	侵犯颅后窝和颅中窝	伴岩锥切除的颞骨次全切除
Ⅳ	侵犯到斜坡和（或）蝶窦	分期行颅中窝和颅后窝手术

文献报道术后的辅助放射治疗（分割或立体放射）作用有限。在随访中，50% 部分切除后接受放射治疗的患者在随访过程中出现残余肿瘤的生长，20% 肿瘤全切并接受放射治疗的患者术后 1 年复发。因为病例数有限，术后放射治疗的效果有待进一步的研究[19]。

4. 内淋巴囊肿瘤的预后 ELST 在组织学上为低度恶性，预后相对较好，但因为解剖部位的关系，很难完整切除肿瘤，复发后带瘤生存的情况常见。除非是非常早期的病例，听力一般很难保留；另外，因为肿瘤的低度恶性的特性，除非面神经完全侵犯，通常面神经应该尽量保留。文献中尚未见到内淋巴囊肿瘤远处血行转移的报道。

【问题】

问答题

1. 本病需要与哪些颞骨病变进行鉴别？
2. 脑视网膜血管瘤病的基本病变是什么？

3. 脑视网膜血管瘤病的耳科学表现是什么病？

4. 内淋巴囊肿瘤 CT 和 MRI 的特征性表现是什么？

【文献及进一步阅读】

1. Latif F,Tory K,Gnarra J,et al.Identification of the von Hippel–Lindau disease tumour suppressor gene.Science,1993,260: 1317–1320

2. Neumann HP,Wiestler OD.Clustering of features of von Hippel–Lindau syndrome: evidence for a complex genetic locus.Lancet 1991; 337: 1052–1054.

3. Maher ER,Yates JR,Harries R,et al.Clinical features and natural history of von Hippel–Lindau disease.QJM,1990,77: 1151–1163

4. Duan DR,Pause A,Burgess WH,et al.Inhibition of transcription elongation by the VHL tumour suppressor protein.Science,1995,269: 1402–1406

5. Pause A,Lee S,Worrell RA,et al.The von Hippel–Lindau tumoursuppressor gene product forms a stable complex with human CUL–2,a member of the Cdc53 family of proteins.Proc Natl Acad Sci USA,1997,94: 2156–2161.

6. Richard S,B Gardie,S Couvé,et al.Von Hippel–Lindau: How a rare disease illuminates cancer biology.Semin Cancer Biol,2013,23(1):26–37

7. Maher ER,Kaelin WG Jr.von Hippel–Lindau disease.Medicine (Baltimore),1997, 76: 381–391

8. Maddock IR,Moran A,Maher ER,et al.A genetic register for von Hippel–Lindau disease.J Med Genet,1996,33: 120–127

9. Richard S,Campello C,Taillandier L,et al.Haemangioblastoma of the central nervous system in von Hippel–Lindau disease.French VHL Study Group.J Intern Med,1998,243:547–553

10. Lamiell JM,Salazar FG,Hsia YE.von Hippel–Lindau disease affecting 43 members of a single kindred.Medicine,1989,68: 1–29

11. Ang SO,Chen H,Hirota K,et al.Disruption of oxygen homeostasis underlies congenital Chuvash polycythemia,2002,4:614–621

12. Diaz RC,Amjad EH,Sargent EW,et al.Tumors and pseudotumors of the endolymphatic sac.Skull Base,2007,17(6):379–933

13. 黄德亮，袁永一，韩东一，等.内淋巴囊肿瘤.中华耳科学杂志,2008,6(4): 365–369

14. 林青，戴建平，罗麟，等.乳头状内淋巴囊瘤的影像学表现.中华放射学杂志, 2002,36(9): 817–821

15. 李杰，石怀银，宋欣，等.内淋巴囊肿瘤7例临床病理特点分析.诊断病理学杂志,2010,17(2)2:91–94

16. 苏钰，申卫东，王翠翠，等．并发于 von Hippel-Lindau 综合征的内淋巴囊肿瘤 VHL 基因突变检测，中华耳鼻咽喉头颈外科杂志,2013,48(11):913-918

17. Bambakidis NC,Magerian CA,Ratcheson RA.Differential grading of endolymphatic sac tumors extension by virtue of Von Hippel Lindau disease status.Otol Neurotol,2004,25: 773-781

18. Stendel R,Suess O,Prosenc N,et al. Neoplasm of endolymphatic sac origin: clinical,radiological and pathological features.Acta Neurochir Wien,1998, 140:1083-1087

19. Husseini ST,Piccirillo E,Taibah A,et al.The Gruppo Otologico experience of endolymphatic sac tumor.Auris Nasus,2013,40(1): 25-31

（秦基云　苏　钰　申卫东　韩维举　杨仕明）

【关键词】

上颌窦癌	maxillary sinus carcinoma
同步放化疗	concomitant radiochemotherapy，CCRT
头颈肿瘤	head and neck neoplasms
鳞状细胞癌	squamous cell carcinoma，SCC

【疾病分类及其他信息】

DiseasesDB	ddb29629
ICD-10	C31.0
ICD-9	160.2
eMedicine	malignant tumors of the sinuses: article/847189
	nasal cavity and paranasal sinuses cancer staging：article/2047703
NCI: paranasal sinus and nasal cavity cancer treatment	www.cancer.gov/cancertopics/pdq/treatment/paranasalsinus/patient/
	www.cancer.org/cancer/nasalcavityandpara-nasalsinuscancer/detailedguide/nasal-cavity-and-paranasal-sinuses-cancer-staging

解放军总医院耳鼻咽喉 – 头颈外科

2011-02-23

病例讨论

由耳内科（耳四）病区提供病例

【简要病史】

马先生，男，55 岁，汉族，辽宁省人，职业: 自由职业。以"左侧牙痛、麻木伴面颊部肿胀 3 个月，左侧鼻塞伴左眼溢泪 1 个月"之主诉入院。

3 月前无明显诱因出现左侧牙齿持续隐痛，伴牙齿麻木，但无牙龈肿胀、松动及脱落等症状，自行口服"索密痛片"治疗，症状无好转。2 个月前出现左侧面部肿胀，略发红，伴有左侧面颊部麻木。1 个月前出现右侧鼻塞，伴左眼溢泪，当地医院经鼻腔新生物活检后诊断为"左侧鼻腔病变，考虑上皮源性恶性肿瘤"，遂转来我院就诊，门诊以"上颌窦癌（左)？"收住院。10 余岁时曾患结核，已治愈。否认慢性化脓性上颌窦炎病史。无化学性物质、放射性物质、有毒物质接触史，无吸毒史，饮酒 30 年，平均 6 两 / 日，已戒烟。

专科查体: 左侧面颊部略膨隆，皮肤略发红，鼻中隔向左偏曲，左侧鼻腔狭窄，无脓性分泌物，左侧总鼻道可见灰白色新生物，中鼻道及下鼻道显示不清。双侧颈部未触及明显增大淋巴结。

【初步诊断】

上颌窦癌（左，$T_4N_0M_0$）

【影像学及其他检查的解读】

术前鼻窦冠状 CT 显示病变累及左侧上颌窦，上颌窦外侧壁、底壁破坏，累及颞肌、眶下壁等处（图 9-1）。

病理学检查（2010-09-03，辽宁省肿瘤医院）：左侧鼻腔病变上皮源性恶性肿瘤。

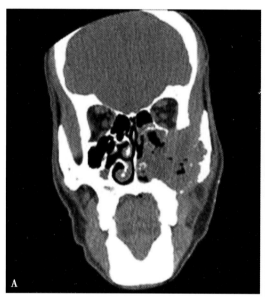
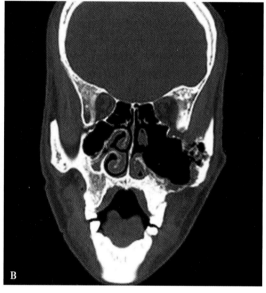

图 9-1 治疗前后鼻窦 CT 的对照

A. 手术、放化疗前（2010-10-08）的鼻窦 CT 显示病变累及左侧上颌窦及周围，病变广泛   B. 同步放化疗之后（2011-01-05）鼻窦病变消失

【诊断与鉴别诊断】

鼻腔、鼻窦恶性肿瘤病理庞杂，临床表现往往缺乏特异性，早期多表现为鼻塞、涕中带血、头痛等，与鼻窦炎、鼻息肉的感染性疾病类似，患者出现严重头痛、视力问题时往往已经到了进展期或晚期。另外，鼻腔鼻窦肿瘤还需要与侵袭性的毛霉菌病、自身免疫性的疾病如韦格纳肉芽肿病等鉴别（详见病例 7："双耳听力下降伴左耳疼痛 2 个月，间断发热 1 个月，头痛 1 周，左侧口角歪斜 2 天"）。活检病理检查在鉴别诊断上具有重要意义。

其他需要鉴别的疾病包括：

1. 内翻性乳头状瘤 内翻性乳头状瘤（inverted papilloma，IP）在外观上呈红褐色息肉样肿物，单侧多见，且多来源于鼻腔外侧壁，详细了解病变的范围需要影像学的评估。10% 的 IP 可能已经癌变，所以术前的病理组织学活检是必须的。

2. 腺样囊性癌 腺样囊性癌（adenoid cystic carcinoma，ACC）为唾液腺来源的肿瘤，约占鼻腔 - 鼻窦恶性肿瘤的 10%，是鼻腔 - 鼻窦第二位的恶性肿瘤。病理学上 ACC 分为管状型、筛状型和实体型，其中实体型预后最差。ACC 以局部浸润为主，很少发生淋巴结转移（10% 左右），晚期才会发生远处转移，但 ACC 有沿神经生长的特性。本病发展缓慢，即使复发亦可带瘤生存多年。本病和其他类型的唾液腺恶性肿瘤一样，术前诊断较难。

3. 黑色素瘤 黑色素瘤（malignant melanoma）外观上很少呈黑色，大部分为灰白、表面溃破的包块，黏膜型黑素瘤在组织学形态上差异很大，明确诊断更多的依赖免疫组化，S-100、HMB-45、Melan-A、络氨酸酶、色素上皮衍生因子（＋）支持黑素瘤的诊断。

4. 神经内分泌癌 鼻腔鼻窦的神经内分泌癌（sinonasal neuroendocrine carcinoma，NEC）、小细胞癌、未分化癌和嗅神经母细胞瘤是容易混淆的一组疾病，虽然形态学上有一定的差异，但诊断更多的依赖免疫组化。NEC 是细胞性的肿瘤，缺乏嗅神经母细胞瘤的神经原纤维性背景，可以见到腺体形成，但看不到霍 - 赖玫瑰花结（Homer-Wright rosettes）。SNEC 表达神经内分泌标记为 NSE、chromogranin（CHR）、S-100（S100）或 synaptophysin（SYN）等。

根据分化程度，NEC 分为类癌（carcinoid）、不典型类癌、大细胞神经内分泌癌和后面提到的小细胞神经内分泌癌。

5. 嗅神经母细胞瘤 嗅神经母细胞瘤（esthesioneuroblastoma，ENB/ olfactory neuroblastoma）来源于筛板附件的嗅细胞，该病少见，约占鼻内肿瘤的 3%，其临床表现没有特异性，诊断时往往较晚。本病预后较其他鼻腔鼻窦恶性肿瘤好，ENB 的 5 年和 10 年无瘤生存率高，但嗅神经母细胞瘤的复发率仍然很高。

6. 鼻腔 - 鼻窦未分化癌 鼻腔 - 鼻窦未分化癌（sinonasal undifferentiated carcinoma，SNUC）少见，起源于鼻腔 - 鼻窦的上皮，表现为鼻腔、鼻窦多部位快速增长的肿块，具有侵袭性，往往超越局部的解剖界限，临床诊断时多已经到晚期而难以手术，故预后差。

7. 小细胞神经内分泌癌 小细胞神经内分泌癌（small cell neuroendocrine carcinoma，SCNEC）是一种侵袭性的神经内分泌肿瘤，肺外的 SCNEC 少见，仅占 4% 左右，原发于鼻腔 - 鼻窦者极为罕见，迄今文献报道的只有 76 例，本病预后差，中位生存时间不到 2 年。

8. 淋巴瘤及相关疾病 鼻腔鼻窦淋巴瘤代表了一类头颈部结外（extranodal）淋巴瘤的特殊类型。在亚洲，其发病率排在胃肠道淋巴瘤之后，位居第二。鼻腔的淋巴瘤及相关的疾病分类复杂，充满争议。免疫细胞化学和分子遗传学分型解决了既往诊断性的命名法带给组织病理学和治疗的困境。淋巴瘤被划分为 B 细胞、T 淋巴细胞淋巴瘤、NK/T 细胞类型。以往冠名为 "Stewart 肉芽肿" "致死性中线肉芽肿" "中线恶网" "血管中心性淋巴瘤" 等，目前都归为鼻腔 T/NK 细胞淋巴瘤（详见病例 7："双耳听力下降伴左耳疼痛 2 个月，间断发热 1 个月，头痛 1 周，左侧口角歪斜 2 天"）。

9. 肉瘤 鼻腔鼻窦包含血管、神经、纤维组织、脂肪和骨组织，故也可以发生纤维肉瘤、平滑肌肉瘤、脂肪肉瘤、恶性神经鞘瘤、横纹肌肉瘤等肉瘤，儿童鼻腔鼻窦肿瘤往往是肉瘤。

10. 转移癌 转移癌（metastatic tumors）来源于前列腺、肺、乳腺、肾和甲状腺的肿瘤也可以转移到鼻腔、鼻窦（详见病例10："额部胀痛2个月，鼻出血5天"的讨论）。

另外，鼻腔鼻窦也可以发生唾液腺来源的肿瘤（salivary-type neoplasms）如黏液表皮样癌、多形性腺瘤等。

【治疗】

本例患者院外的病理切片经我院病理科会诊，确认为上皮来源的鳞状细胞癌，但影像学研究发现病变范围广泛，很难完整切除，且鳞状细胞癌对放射治疗敏感，故决定行同步放化疗，从鼻科病区（耳二病区）转入耳内科病区（耳四病区）。经33次放射治疗及5次化学治疗，化学治疗采用顺铂和多西他赛，放射治疗为直线加速器，治疗方案见表9-1。

表9-1 上颌窦鳞状细胞癌的同步放化疗方案及时间安排

时间	治疗	方案
2010-9-16	第一次全身化学治疗	多西他赛140mg
2010-9-17	左侧颌内动脉灌注化学治疗	顺铂150mg+ 多西他赛140mg
2010-10-15	第二次全身化学治疗	顺铂150mg+ 多西他赛140mg
2010-11-05	第三次全身化学治疗	顺铂70mg + 多西他赛130mg
2010-11-26	第四次全身化学治疗	顺铂140mg+ 多西他赛130mg
2010-12-18	第五次全身化学治疗	顺铂70mg+ 多西他赛130mg
2010-11-24~2011-1-6	放射治疗	放射治疗33次，总量70Gy

患者经过33次放射治疗（70Gy）及5次化学治疗后鼻塞改善，面部肿胀减轻，牙痛消失，左眼溢泪消失，但仍有牙齿麻木感，复查鼻窦CT显示：左侧上颌窦壁大范围溶骨性改变，左侧颧骨、眶骨、筛骨和鼻甲受累，左侧上颌窦、筛窦、鼻道内少量软组织充填，与治疗前（2010年10月8日）比较，软组织肿块基本消失。

患者结束此次同步放化疗，门诊定期随访、鼻腔清理。

【预后与随访】

经同步放化疗前后影像学的系列检查对比，本例对目前的治疗方案反应良好，复查鼻窦CT显示"肿瘤基本消失"，但颅脑磁共振显示"左侧上颌窦区部分皮下软组织异常信号并强化"，再次经科室集体讨论，建议在鼻内镜下行左侧上颌窦多部位的活检，如果无阳性发现，可以结束治疗，进行密切的随访观察。

患者于2011年3月24日再次入院行左侧上颌窦开放、病变活检术，术后病理回报：4块送检材料未见癌组织。此后患者每半年定期门诊复查。

2014年3月10日最后一次复查，颅脑磁共振显示：左侧上颌窦内侧壁部分骨质及中鼻甲缺如，呈术后改变，该区域未见异常信号，双侧上颌窦、筛窦、额窦见环形强化，符合鼻窦炎可能，未见肿瘤复发迹象（图 9-2）。

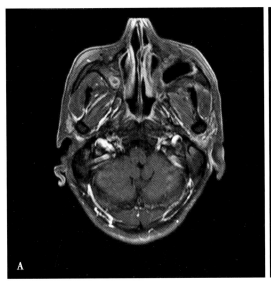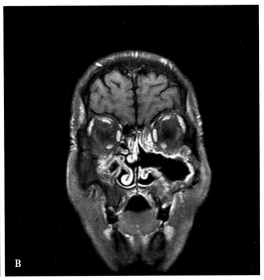

图 9-2　患者同步放化疗结束 2 个月后复查颅脑 MRI
轴位和冠状位增强 MRI 显示左侧上颌窦腔内肿瘤消失，窦壁黏膜肿胀、强化

【最后诊断】

上颌窦癌（左，$T_4N_0M_0$）

【相关知识及文献总结】

鼻腔 - 鼻窦恶性肿瘤（sinonasal carcinomas ）少见，占全身恶性肿瘤不到 0.5%，头颈部肿瘤的 3%[1]。鼻腔 - 鼻窦恶性肿瘤可以发生于筛窦、蝶窦或额窦，鼻腔和上颌窦是最常见的部位。上颌窦癌是耳鼻咽喉科常见恶性肿瘤之一，其发病率在我国个别地方仅次于鼻咽癌和喉癌，约占头颈部恶性肿瘤的 1%~2%，鳞状细胞癌是最常见的病理类型，约占上颌窦癌的 60%~80%，其他类型的肿瘤包括黑色素瘤、腺癌、腺样囊性癌、肉瘤、浆细胞瘤、淋巴瘤等。发病年龄多位于 40~60 岁之间，男女发病约为（1.5~3.0）∶1。

因其早期病变隐蔽、症状不特异，上颌窦癌早期诊断较困难，一旦症状显现，肿瘤多已侵犯周围的骨壁和软组织，故临床上以中晚期病例多见，影响了上颌窦癌的治疗效果。详细的病史、仔细地查体，对可疑病例进行活检可能提早诊断，而内镜检查能帮助明确病变范围。CT 和 MRI 检查能提供肿瘤的明确部位、骨质的破坏和软组织的浸润等方面的信息。上颌窦原发癌的治疗多采用联合手术、放射治疗（primary radiation therapy，RTX ）[2、3]、化学治疗（primary chemotherapy，CTX）及免疫治疗的综合治疗，尤其是同步的放化疗（concomitant radiochemotherapy，CCRT ）。多项研究都倾向于综合治疗，并且手术联合辅助性的化学治疗被认为可以提高生存率（survival rates）和局部控制（local control）。

一项基于 229 例鼻腔－鼻窦肿瘤的病例分析推荐对 Ⅰ／Ⅱ 期的病例实施手术，而 Ⅲ／Ⅳ 期的病例应该进行综合治疗。结合放化疗和手术的综合治疗能提高上颌窦癌的生存率，而通过颌内动脉介入诱导化学治疗（intra-arterial chemotherapy）可以降低全身用药的毒副作用，而同步的放化疗可以进一步提高 5 年生存率，避免开放手术，改善患者的生命质量[4]。

传统上，上颌窦癌的手术都是通过开放（open surgery）的途径，但近年来鼻内镜下肿瘤切除（endoscopic resection）逐渐流行，尤其是针对局限性的肿瘤[5]。但对进展期的肿瘤，基于对生存率和干净的切缘的担心，内镜下的手术仍然备受争议。

尽管采取了积极的治疗，大部分文献报道中，鼻腔－鼻窦肿瘤的预后还是相对较差。Blanco[6]、Chen[7]、Airoldi[8] 等学者报道的总的生存率（overall survival rates）分别为 27%、52%、41% 和 36%，这与临床上鼻腔－鼻窦肿瘤确诊较晚且容易局部残留和复发有关。

【问题】

不定项选择题

1. 鼻腔鼻窦恶性肿瘤内窥镜手术的争议在哪里？（　　）

　　A. 肿瘤的残留和复发率高

　　B. 是否适合进展期的肿瘤

　　C. 难以控制出血、出血量多

　　D. 手术例数和随访时间短，难以评估肿瘤的治疗效果

2. 鼻腔鼻窦肿瘤中下面那些肿瘤在形态学上容易混淆，需要进一步的免疫组化进行确诊？（　　）

　　A. 神经内分泌癌

　　B. 小细胞癌

　　C. 黑色素瘤

　　D. 未分化癌

　　E. 嗅神经母细胞瘤

3. 鼻腔鼻窦鳞状细胞癌的变体包括：（　　）

　　A. 疣状癌

　　B. 基底细胞鳞状细胞癌

　　C. 梭形细胞癌

　　D. 柱状细胞癌

4. 有关颞浅动脉插管颌内动脉介入诱导化学治疗的描述正确的是：（　　）

　　A. 优点是显著减低全身用药的毒副作用

　　B. 可以经颞浅动脉逆行插管进行

　　C. 可以做到灌注化学治疗和超选栓塞

　　D. 提高局部药物浓度、肿瘤退缩明显

　　E. 缩短术前化学治疗时间

　　F. 可以做到多次、长时间灌注

5. 上颌窦癌治疗效果差的原因有哪些？（　　　　）

    A. 肿瘤恶性程度高

    B. 病变部位隐匿，不易发现

    C. 早期症状缺乏特异性，导致诊断延误

    D. 难以整块切除

    E. 确诊时多为晚期

    F. 容易局部复发和残留

【文献及进一步阅读】

1. Dulguerov P1,Jacobsen MS,Allal AS,et al.Nasal and paranasal sinus carcinoma: are we making progress? A series of 220 patients and a systematic review. Cancer,2001,92(12):3012-3029

2. Dirix P,Vanstraelen B,Jorissen M,et al.Intensity-modulated radiotherapy for sinonasal cancer: improved outcome compared to conventional radiotherapy.Int J Radiat Oncol Biol Phys,2010,78(4): 998-1004

3. Madani I,Bonte KL,Boterberg T,et al.Intensity-modulated radiotherapy for sinonasal tumors: Ghent University Hospital update.Int.J.Radiation Oncology Biol.Phys,2009,73(2): 424-432

4. Guntinas-Lichius O,Kreppel MP,Stuetzer H,et al.Single modality and multimo-dality treatment of nasal and paranasal sinuses cancer: a single institution exp-erience of 229 patients.Eur J Surg Oncol,2007,33(2): 222-228

5. Nicolai P,Castelnuovo P,Villaret AB.Endoscopic resection of sinonasal mali-gnancies.Current Oncology Reports,2011,13(2): 138-144

6. Blanco AI,Chao KS,Ozyigit G,et al.Carcinoma of paranasal sinuses: long-term outcomes with radiotherapy.Int J Radiat Oncol Biol Phys,2004,59(1): 51-58

7. Chen AM,Daly ME,Bucci MK,et al.Carcinomas of the paranasal sinuses and nasal cavity treated with radiotherapy at a single institution over five decades: are we making improvement? Int J Radiat Oncol Biol Phys,2007,69(1):141-147

8. Airoldi M,Garzaro M,Valente G,et al.Clinical and biological prognostic factors in 179 cases with sinonasal carcinoma treated in the Italian Piedmont region. Oncology,2009,76(4):262-269

（张秋静　王大勇　张欣欣　王秋菊）

10

右额部胀痛2个月，鼻出血5天

解放军总医院耳鼻咽喉－头颈外科

2012-05-17

病例讨论

由鼻科（耳二）病区提供病例

【关键词】

鼻腔鼻窦恶性肿瘤	sinonasal malignancies，SNM
肾细胞癌	renalcell Cancer
转移性肿瘤	metastatic carcinoma
转移性肾细胞癌	metastatic renal cell carcinoma，mRCC
Batson 静脉丛（椎静脉丛）	Batson venous plexus
分子靶向治疗	molecular tageted therapy，MTT
血管生成抑制药	angiogenesis inhibitors

【疾病分类及其他信息】

ICD-10	sinonasal malignancies:C31.9
	renal carcinoma: C7A.093
NCI	renal cell cancer treatment (PDQ®)

【简要病史】

患者，樊先生，65岁，汉族，山西人，因"右额部胀痛2个月，鼻出血5天"入院。患者2个月前无明显诱因出现右额部疼痛伴脓涕，5天前到山西运城某医院门诊行"右鼻腔肿物活检术"，术后发生鼻腔剧烈出血而行"后鼻孔填塞"并收入院。1天前取出填塞物再次发生大出血，为求进一步治疗行鼻腔填塞后转诊我院，急诊以"鼻出血、鼻腔鼻窦占位（血管瘤？右）"之诊断收入院。

患者入院时精神状态欠佳，一般情况差，嗜睡。右眼视力差20年，病因不详。1年前曾在当地医院行"右肾切除术"，术后病理学诊断不详。

专科查体：神志清醒，查体合作。右眼视力仅有光感，眼球运动正常，眼球无明显突出。右鼻腔填塞，少量血涕，右侧额部略隆起，可触及血管搏动。

【初步诊断】

1.鼻出血　2.鼻腔鼻窦占位（血管瘤？右）

【影像学及其他检查的解读】

本例患者术前的影像学及术后外观像，如图10-1所示。影像学检查示病变累及右侧眼眶、鼻腔、额窦、筛窦等处，强化明显。腹部B超示：

①肝、胆囊、胰腺、脾未见异常；②右肾切除术后。

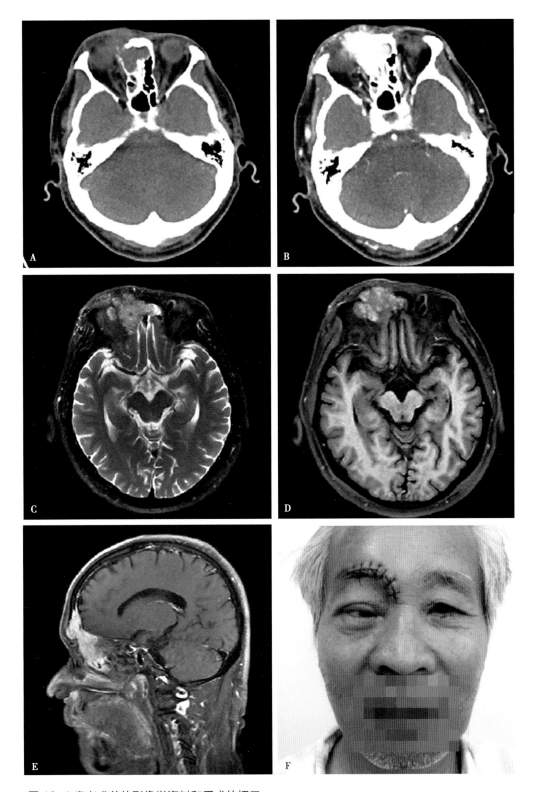

图 10-1 患者术前的影像学资料和手术的切口

A 和 B.（颅底 CT）显示右侧筛窦、额窦内可见软组织密度增高影，向下侵入右侧鼻腔，上颌窦内侧壁、眼眶内侧壁可见骨质吸收明显，额窦窦壁骨质明显破坏，增强扫描明显强化　C~E.（轴位及矢状位颅脑 MRI）显示右侧鼻腔鼻腔、筛窦及额窦分叶异常信号，明显强化　F. 右侧鼻外额窦入路的皮肤切口

【诊断与鉴别诊断】

本例的特点：①老年男性、病情逐渐发展；②主要症状：右额部胀痛 2 个月，门诊鼻腔活检术后反复出血 5 天；③病史特点，1 年前曾在当地医院行"右肾切除术"，术后病理不详；④此次院外鼻腔活检病理学诊断：（鼻腔）血管瘤样增生；⑤影像学提示：右侧筛窦、额窦内可见软组织密度增高影，伴骨质破坏。

本例患者因"鼻腔鼻窦肿物"活检后大出血而就诊，虽然外院病理学检查提示"血管瘤样增生"，但结合患者右肾切除的手术史和影像学提示"恶性病变"的可能，本病术前首先应该区分是额窦的良性肿瘤还是恶性肿瘤；如果为恶性肿瘤，应该鉴别为原发性还是继发性的恶性肿瘤，如果怀疑为转移性肿瘤，术前应该进行系统检查、明确原发灶的部位。鼻腔－鼻窦肿瘤的鉴别诊断详见本书病例讨论 9："右侧牙痛、麻木伴面颊部肿胀 3 个月（上颌窦癌）"。

【治疗】

根据病情发展和影像学检查，本例需要手术止血并明确诊断。患者术前输血、纠正电解质紊乱等，一般情况稳定后，在电视内镜联合鼻外额窦入路行右侧鼻腔鼻窦颅底肿物切除术，术中见右侧中鼻道前端暗红色新生物，表面光滑，触之易出血。肿瘤来自额筛隐窝，向后压迫前组筛窦，切除肿物后见筛泡黏膜光滑。因出血剧烈，内镜下暴露额窦肿瘤困难，故行右侧眉弓内侧入路进入额窦。剥离骨膜见右侧额窦前壁内下方有一骨质破坏区，窦腔内充满暗红色肿瘤，额窦后壁骨质破坏约 2cm×2cm 大小，硬脑膜暴露，表面不光滑。快速切除额窦内的肿瘤，额窦窦腔明显扩大。切除肿瘤后止血纱布、明胶海绵、碘仿纱条填塞额、筛窦，另一端自鼻腔引出。手术中出血约 5000ml，术中输入血浆 7U，浓缩红细胞 7U，血小板 2U。患者术后第 9 天切口拆线、拔出鼻腔、鼻窦纱条，无出血，顺利出院。

术中快速冰冻病理学检查报告：（右侧额窦肿物）短梭及小圆细胞肿瘤，考虑为间叶来源的肿瘤，不除外血管源性，待石蜡及免疫组化进一步明确诊断。

术后病理学检查：（右侧额窦肿物）透明细胞肿瘤，呈巢状排列，免疫组化染色显示肿瘤细胞：CD10(++)，CD31(-)，CD34(-)，Ki-67(+<10%)，S-100(-)，Vimentin(+)，CK(+)，结合病史，符合"转移性肾透明细胞癌"。

【最后诊断】

1.肾透明细胞癌右侧鼻腔、鼻窦转移；2.肾癌肾切除术后

【预后与随访】

术后回当地行化疗，失访。

【诊疗经验、教训与启示】

本例的诊疗过程说明一下几点的重要性：①与其他肿瘤的鉴别诊断：肾癌发生鼻窦转移罕见，但鼻腔鼻窦转移癌中，肾是最常见的来源；②应该预估到术中会发生严重出血；术前栓塞的重要性；③细针穿刺和冰冻快速切片在诊断上的意义远不如常规的石蜡切片；④对减轻疼痛、控制出血和提高生存率来说，手术切除仍然是最好的办法；⑤对于无法切除的肿瘤，耳鼻咽喉头颈外科医师应该更新知识，跟上转移性肾细胞癌治疗的最新进展，为患者提供最新的治疗选择。

本例术中出血达 5000ml，与术式选择与操作程序安排不当有关。以额窦充填为特征的实体性病变（非囊性）是不可能通过鼻内镜完全切除的。结合本例患者，术前应该预估到内镜下处理的难度，先行右侧眉弓内弧形切口的开放手术，打开额窦前下壁、充分显露肿瘤再行切除。肿瘤切除后可在鼻内镜辅助下鼻腔有无肿瘤残留，并重建额窦的引流通道。

【相关知识及文献总结】

原发性鼻窦肿瘤少见，占全身恶性肿瘤不到 1%，头颈肿瘤的 3%，但在亚洲某些地区，却是仅次于鼻咽癌的头颈部肿瘤，通常发生在 45~85 岁的中老年人。

鼻腔鼻窦的各种组织病理成分，包括鼻窦黏膜、小唾液腺、神经和淋巴组织。55% 的鼻窦肿瘤为癌，其中鳞状细胞癌是鼻腔或上颌窦最常见的病理类型，约占上颌窦癌的 60%~80%，但筛窦和鼻上穹窿（superior nasal vault）多为囊腺癌，黏膜黑色素瘤通常起源于鼻腔，尤其是鼻腔外侧壁和下鼻甲[1]。传统上认为鼻腔鼻窦肿瘤与镍、锯末和烟草的暴露有关，但是在大部分患者身上都无法确认，近年来的报道提示 HPV 与部分鼻腔鼻窦肿瘤的发生有关。

鼻腔-鼻窦的转移癌更为少见，只占到鼻窦新生物的 0.25%~5%，目前的报道多为零星的个案报道，并且以肾肿瘤居多。鼻腔鼻窦转移通常发生在 50~70 岁的年龄组，是原发肿瘤进展的表现，并且多转移至上颌窦。鼻腔鼻窦转移瘤的症状决定于病变的部位，出血、鼻漏、颊部痛和鼻塞是最常见的症状，转移至蝶窦还可以引起 II、III、IV、V、VI脑神经麻痹。因为血供丰富，超过 70% 的鼻腔鼻窦转移性肾细胞癌的主要症状是鼻出血。

2001 年，Prescher 和 Brors 复习了 123 篇有关鼻腔及鼻窦转移癌的文献，共涉及 169 个病例，其中肾癌 67 例，是最常转移到鼻窦的肿瘤，其次是支气管来源的肿瘤（15 例），甲状腺癌、乳腺癌和前列腺癌分别有 13、14 和 12 例。鼻窦受累按递减的顺序依次为：上颌窦（55 例）、蝶窦（37 例）、筛窦（23 例）、额窦（15 例），在 38 例广泛转移的病例，侵犯 2 个或 2 个以上的鼻窦[2]。但另一组来自亚洲 17 例鼻腔鼻窦转移瘤的报道显示台湾地区原发部位分别是胃肠道（30%）、肝（18%）、肾（18%）、乳腺（18%）、甲状腺（12%）和肺（6%）[3]。这些数据的差异可能反映了不同地区肿瘤发病率的不同。表 10-1 显示了鼻腔鼻窦区转移性恶性肿瘤的原发部位。

表 10-1　鼻腔鼻窦区转移性恶性肿瘤的原发部位百分比 [3~5]

作者	例数	肾	乳腺	甲状腺	胃肠道	肺	肾	肝	其他
Bernstein 等	82	49%	9%	4%	6%	12%	12%	0	7%
Friedmann 等	31	77%	3%	0	3%	6%	10%	0	0
Huang 等	17	18%	18%	12%	30%	6%	0	18%	0

文献中提到转移至鼻腔鼻窦的肿瘤还有结肠癌、肝癌和恶性黑素瘤。因为罕见，大部分鼻腔鼻窦的转移癌都被延迟诊断，确诊多是依靠术后病理学，正确的诊断还有赖于转移瘤与原发病的病理学比较。

肾细胞癌来源于肾上皮组织，占全部肾肿瘤的 85%。根据病理类型可分为透明细胞癌、颗粒细胞癌、混合型腺癌、乳头状腺癌、集合管癌、肉瘤样肾癌，其中透明细胞癌最多见（71.9%），肾透明细胞癌是肾癌中一种恶性程度较低的肿瘤，多发生于 30~60 岁的男性。

肾细胞癌约 25%~30% 的患者初诊时已经出现周围侵犯或远处转移，而局限性病变接受根治手术的患者有 1/3 术后发生局部复发或远处转移，亦可见在肾切除术后较长时间才发生的病例。出现转移的患者中位生存期仅为 13 个月，5 年生存率＜10%。肾细胞癌的转移除向周围邻近组织浸润和淋巴管转移外，血管转移极为重要。最早的转移部位为肺（65%），其次为骨（40%）、肝（40%）、脑等器官。约 15% 的肾癌转移至头颈部，尤其是鼻腔－鼻窦。肾透明细胞癌的鼻窦转移最常见的症状是不同程度的鼻出血，这与肿瘤的血运丰富有关。

Batson 于 1940 年提出了肿瘤转移至鼻腔－鼻窦的可能机制：肾癌发生鼻腔鼻窦转移的可能机制是相互联系的脊柱静脉丛间没有静脉瓣，腹腔内的转移灶可以绕过心肺循环直接和头颈部的静脉系统沟通，这样椎静脉就可以向上与翼丛、海绵窦及咽丛的上部交通，尤其是胸内压或腹腔内压增高时，为肾肿瘤转移至鼻窦提供了通道 [6]。Batson 静脉丛的介绍详见"病例 11：眩晕 2 年，右侧肢体、面部麻木半年"。

发生鼻腔及鼻窦的转移是肾癌进展的表现，并且转移性肾癌对放射治疗、化学治疗均不敏感，所以，放射治疗和化学治疗不作为常规的辅助治疗，但靶向治疗药物在转移性肾癌的治疗中取得了一定效果。

美国国立综合癌症网络（national comprehensive cancer network，NCCN）的《肾癌临床实践指南》（2011 版）对转移性或不可切除的透明细胞为主型肾细胞癌（clear cell renal cell carcinoma，ccRCC）的一线治疗及转移性或不可切除的透明细胞为主型肾细胞癌的后续治疗给出了建议，肾透明细胞癌鼻窦转移的治疗也可以参照该指南。目前 NCCN 指南推荐的转移性或不可切除 ccRCC 的一线治疗包括：舒尼替尼、帕唑帕尼、或贝伐珠单抗＋干扰素（1 类推荐）；高剂量 IL-2 和索拉非尼（针对选择性患者，2A 类推荐）；替西罗莫司（对于高危患者为 1 类推荐；对于其他患者为 2B 类推荐）。

对临床上怀疑为恶性肿瘤的鼻腔－鼻窦肿瘤，应该详细询问病史，尤其是肿瘤的患病史和手术史，术前进行必要的肺及肝、脾和肾的辅助检查，以排除继发性转移瘤的可能。

鉴于肾透明细胞癌恶性程度较低和靶向治疗的进展，对鼻腔鼻窦的局部转移灶，应选择手术治疗，这样才能缓解症状、控制鼻出血，同时延长患者的生命。手术切除中肿瘤往往出血迅猛，术前行血管造影、介入栓塞可以减少术中出血。根据肿瘤的部位和大小，往往需要采用内镜结合开放手术的方法才有可能完整切除肿瘤。

【问题】

不定项选择题

1. 肾癌转移至鼻腔－鼻窦的可能机制：（　　　）

    A. 脊柱静脉丛间没有静脉瓣

    B. 腹腔内的转移灶可以绕过心肺循环直接和头颈部的静脉系统沟通

    C. 椎静脉就可以向上与翼丛、海绵窦及咽丛的上部交通

    D. 尤其是胸内压或腹腔内压增高时，为肾肿瘤转移至鼻窦提供了通道

2. 肾透明细胞癌的鼻窦转移在临床上最常见的症状是：（　　　）

    A. 不同程度的头痛

    B. 不同程度的鼻出血

    C. 颊部疼痛

    D. 鼻塞

3. 肾癌鼻腔及鼻窦的治疗原则是：（　　　）

    A. 同步放化疗

    B. 靶向药物治疗

    C. 手术切除

    D. 姑息性切除

4. 鼻腔鼻窦转移癌中，最常见的是：（　　　）

    A. 肾

    B. 呼吸道

    C. 甲状腺

    D. 消化道

【文献及进一步阅读】

1. Dulguerov P,Jacobsen MS,Allal AS,et al.Nasal and paranasal sinus carcinoma: are we making progress? A series of 220 patients and a systematic review. Cancer,2001,92(12): 3012-3029

2. Prescher A,Brors D.Metastases to the paranasal sinuses: case report and review of the literature.Laryngorhinootologie,2001,80(10): 583-594

3. Huang HH,Fang TJ,Chang PH,et al.Sinonasal metastatic tumors in Taiwan.Chang Gung Med J,2008,31(5): 457-462

4. Bernstein JM,Montgomery WW,Balogh K Jr.Metastatic tumors to themaxilla,nose and paranasal sinuses.Laryngoscope,1966,76: 621-650

5. Friedmann I,Osborn DA.Metastatic tumours in the ear,nose and throat region.J

Laryngol Otol,1965,79,(7): 576-591

6. Batson OV.The function of the vertebral veins and their role in the spread of metastases.Ann Surg,1940,112(1): 138-149

（朱承坡　于　飞　袁　虎　雷　磊　刘　穹　王洪田　陈　雷）

11

眩晕2年,
右侧肢体、
面部麻木半
年

解放军总医院耳鼻咽喉 –
头颈外科

2011-3-23

病例讨论

由头颈外科（耳三）病
区提供病例

【关键词】

颈静脉孔区肿物	jugular foramen mass
乙状窦发育畸形	dural sinus hypoplasia/ aplasia
颈内静脉发育不良	cerebral sinus hypoplasia
颈静脉球发育异常	jugular vein bulb hypoplasia
Labbé 静脉	Labbé veins
脑脊髓静脉系统	cerebrospinal venous system，CSVS
椎静脉丛	vertebral venous plexus
血管成像	vascular imaging
颈内静脉异常	jugular vein abnormalities
	cerebral venous sinus thrombosis

【疾病分类及其他信息】

ICD-10	Q28.3
Medscape	jugular vein abnormalities linked to venous sinus thrombosis: viewarticle/765221
	otogenic lateral sinus thrombosis: article/1048625

【简要病史】

患者王女士，52岁，汉族，内蒙古自治区人。以"头晕2年，右侧肢体、面部麻木半年"主诉入院。

2年前无明显诱因出现间断头晕，持续时间不定，无明显诱因。半年前开始出现右面部、右臂轻度麻木，当地医院就诊，给予"改善循环"药物治疗无效。2个月前来京就诊于宣武医院神经科，行头颅 MRI 平扫发现：①脑白质变性（轻度）；②右侧颈静脉孔区软组织影，性质待定。为进一步诊治就诊于我院，门诊以"右侧颈静脉孔区占位"之诊断收住院。

有高血压病史7年，口服硝苯地平治疗，血压控制在 140/110mmHg 左右，口服阿司匹林1个月，入院前5天停药，对青霉素过敏，否认心脏病、糖尿病、脑血管疾病病史。个人史、家族史无特殊。

专科查体：发育正常，营养良好，自主体位，神志清楚，精神稍差。耳鼻咽喉头颈外科与脑神经检查未见异常。

【初步诊断】

右侧颈静脉孔区占位，性质待定

【影像学及其他检查的解读】

颞骨 CT、颅脑 MRI 及头颈部血管造影结果（图 11-1）。

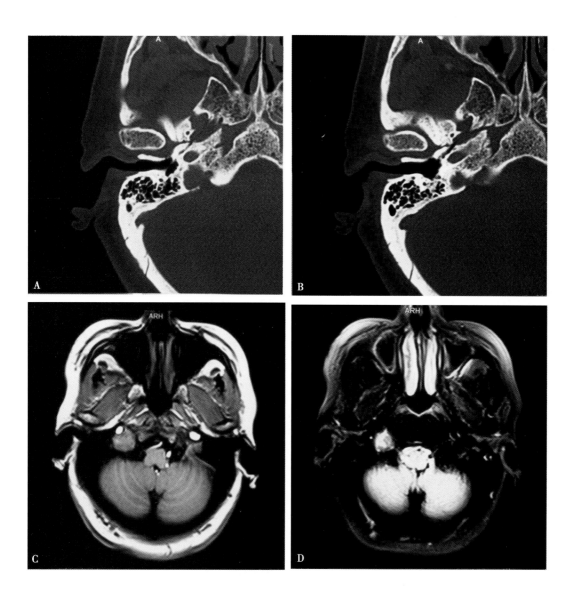

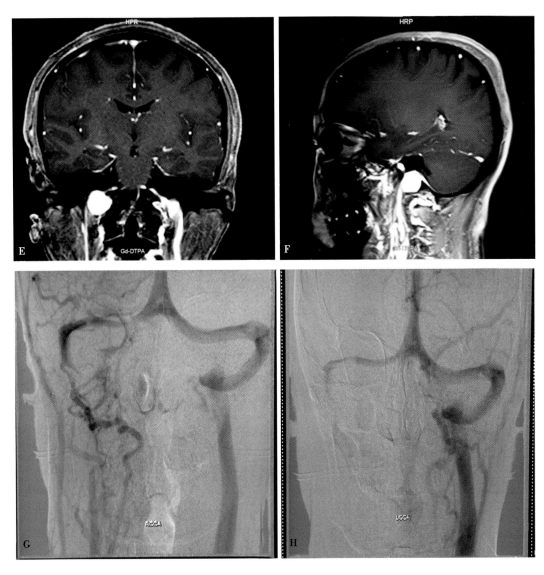

图 11-1 颞骨 CT、颅脑 MRI 及血管造影检查结果

A 和 B. 颞骨 CT 显示右侧颈静脉孔区扩大 C~F. 头颅 MRI 平扫＋增强：显示右侧颈静脉孔区软组织影，强化明显 G~H. 血管造影：静脉期显示右侧横窦变细、右侧颈内静脉未见显影

【诊断与鉴别诊断】

病史特点：①中年女性，52 岁；②主要症状为"眩晕伴右侧肢体（右臂、右侧小腿）、面部麻木"；③查体无明显阳性体征或脑神经受累征象；④影像学提示"右侧颈静脉孔扩大、静脉孔区软组织影"。根据患者的病史，主要是依靠影像学检查的结果，拟初步诊断：右侧颈静脉孔区肿物，性质待定。

颈静脉孔区肿瘤：颈静脉孔区肿瘤病种多样，包括良性和恶性的肿瘤，常见的原发性肿瘤包括颈静脉球体瘤（glomus jugulare）、神经鞘瘤（schwannoma）、脑膜瘤（meningioma）、鳞状细胞癌（squamous cell carcinomas）、软骨肉瘤（chondrosarcoma）、脊索瘤（chordomas），还可以见到肾癌等转移瘤（metastatic tumors）。

颈静脉孔区最常见的肿瘤是颈静脉球体瘤，起源于中耳底部及颈静脉球的球体组织，多由颈静脉球向上生长侵犯中耳、乳突、岩骨，生长缓慢。临床表现包括患侧搏动性耳鸣、传导性聋、耳道出血、溢液、脑神经损害症状，CT检查可示颈静脉孔破坏，边缘模糊不清，增强明显，中耳乳突腔可见不规则软组织影。MRI检查时T_1加权像呈中等信号，可见血管流空征；T_2加权像呈高信号，呈现明显的"椒盐"现象。

本例患者没有搏动性耳鸣，血管流空不明显，故颈静脉球体瘤的可能性小，但影像学提示右侧颈静脉孔扩大、骨质破坏，肿瘤强化明显，颈静脉孔区其他类型的肿瘤不能排除。

耳源性侧窦血栓形成（otogenic lateral sinus thrombosis）和乙状窦血栓性静脉炎（thrombophletitis of sigmoid sinus）：为继发性大脑静脉窦血栓（cerebral venous thrombosis, CVT），多为中耳炎的颅内并发症，尤其是胆脂瘤者，患者都有中耳炎的病史。当侧窦血栓形成可以引起头痛、颅内压增高等假性脑瘤的表现，血栓向颈静脉球扩展时可以引起后组脑神经麻痹，导致颈静脉孔综合征。本例患者虽然影像学检查提示"右侧横窦变细、右侧颈内静脉未见显影"，与乙状窦血栓形成非常类似，但患者没有中耳炎的病史，也没有引起CVT的诱因如静脉血流缓慢或造成血管内皮损伤等，故仅凭影像学和血管造影无法诊断"静脉窦血栓形成"。

【治疗】

患者有眩晕发作、右侧肢体、面部麻木及头晕，影像学提示"右侧颈静脉孔区软组织信号影，符合颈静脉球体瘤"，根据病情发展和影像学检查，本例手术的适应证明确，手术前常规检查未发现异常，无手术禁忌。全身麻醉下行右侧耳－颈联合进路颈静脉孔区病变探查、游离肌瓣术腔填充术。

采用耳后方C形切口，自耳颞部前上向后向下再向前沿胸锁乳突肌前缘向下至舌骨上缘平面，显露并磨除乳突骨皮质，磨除相当于乙状窦前壁的骨板及其后方乳突导血管，烧灼闭塞此导血管，该血管的近心端与横窦末端连接。按正常乙状窦走行向内向下磨除骨壁以达颈静脉球，但未见隆起的乙状窦壁，只有增厚的软组织，切开此增厚软组织未见血管窦腔出血，只有脑脊液溢出，将其缝合；再向颈静脉球分离时见脑膜与颅底骨壁间有间隙，于前庭水管下方向前内分离到达颈静脉球，局部未见肿瘤病变；于胸锁乳突肌前缘间分离，显露副神经、颈内静脉、迷走神经及颈内动脉，见颈内静脉管腔狭窄，直径约2.0mm，探查颈静脉孔及颈内动脉管外口均无明显肿瘤病变。长片状颞肌筋膜放置在脑膜与颅底间的间隙消灭死腔，术区放置负压吸引管。

结合术前的影像学和血管造影结果，考虑其影像表现为颈静脉球畸形所致。

术后第2天患者出现头痛、嗜睡，怀疑颅内出血可能，急诊行颅脑CT检查提示"右侧小脑半球可见高密度灶，CT值55Hu，周围脑实质可见明显水肿，脑干水肿，脑干受压，脑积水侧脑室扩大；少量蛛网膜下腔出血"。快速滴注甘露醇250ml后患者清醒，但很快又进入嗜睡状态，遂于2011年3月16日在全身麻醉下行旁中线入路、幕下血肿清除、去骨瓣减压术（右），术后给予止血、补液、抗炎、降颅压、营养神经等治疗。术后患者很快苏醒，术后1周完全恢复，术后10天康复出院。

【最后诊断】

1.右侧乙状窦、颈静脉球、颈内静脉发育不良？ 2.右侧横窦发育不良？

【 预后和随访 】

出院后失访。

【 诊疗经验、教训与启示 】

本例术前主要根据影像学提示的右侧颈静脉孔区占位性病变，推测颈静脉球体瘤、神经鞘瘤的可能性大，但术中探查未能发现明确的肿瘤；相反，探查发现右侧颈内静脉明显变细，未见乙状窦窦腔，颈静脉球窝内无明确病变。结合血管造影结果，高度怀疑"右侧横窦、乙状窦、颈静脉球、颈内静脉先天性发育不良"。再次复习脑血管 DSA 造影，除明确右侧横窦细、乙状窦和颈内静脉未显影外，还显示：①左侧优势；②同时颞枕部的导血管代偿性扩张，并汇入颈外静脉；③翼丛显影，进入幕上的 Labbé 静脉；④颈内静脉通过椎前静脉丛回流。

损伤或切除了脑膜静脉窦也会引起神经系统的意外，术者应该对颅内的静脉系统有所了解（详见【相关知识及文献总结】部分）。即使对侧静脉回流良好，牺牲乙状窦和颈静脉球的过程中，仍有可能无意中在其汇入侧窦的地方损伤 Labbé 静脉，导致同侧颞叶静脉性梗死或水肿，引起癫痫发作，如果是优势侧，还能导致语言障碍。

故涉颅手术，尤其是颅后窝及其他颅底手术之前，详细的血管评估，尤其是静脉变异情况的了解，对设计手术入路、避免术后并发症至关重要。

【 相关知识及文献总结 】

涉颅手术之前血管的评估往往集中于动脉系统，如颈内动脉、Willis 环及侧支循环的建立情况等，而很少关注更为复杂和充满变异的静脉系统。术后脑梗死等多个被称为不可预知的术后并发症似乎与没能阻止或未能意识到静脉相关的问题有关，尤其是破坏了主要的静脉窦、脑深部静脉及像 Labbé 静脉、岩静脉这样主要的浅静脉。

脑脊髓静脉系统（cerebrospinal venous system，CSVS）由相互联系的脑静脉系统（cerebral venous system）和椎静脉系统（vertebral venous system）组成（又称为 Batson venous plexus）。颅内静脉窦收集大脑深浅静脉、脑膜和颅骨的血液，并通过若干导静脉和翼静脉丛与颅外静脉相交通。颅后窝的静脉与脊椎静脉丛（vertebral venous plexus）相连。颅内的静脉容纳脑血流量的 70%，静脉循环的改变会导致脑组织充血和颅内压升高。图 11-2 说明了脑脊髓静脉系统组成和回流关系。

脑静脉系统（cerebral venous system）分为深、浅两部分。大脑浅静脉（superficial cerebral vein）主要收集大脑半球的皮质和髓质的静脉血，形成静脉丛，再由细小的静脉合并为大静脉，注入各静脉窦。大脑浅静脉一般分大脑上静脉、大脑中静脉和大脑下静脉三组，它们之间有着丰富的吻合，其中两个最显著的吻合通道为 Trolard 静脉和 Labbé 静脉。大脑浅静脉的特点为：个体变异大，无静脉瓣，浅静脉之间存在广泛的吻合。颅内静脉窦的发育程度个体差异很大，许多细小的静脉窦或应该双侧对称存在的静脉窦常常单侧不发育。大脑深静脉（deep cerebral vein）指大脑深部的静脉，主要收集大脑半球髓质（包括内囊）、基底节、间脑及脑室脉络丛等的静脉血。进一步将深静脉分为大脑大静脉系（亦称 Galen 静脉系）和基底静脉系两部。

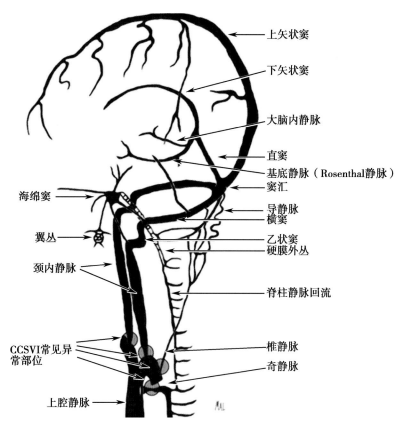

图 11-2　脑脊髓静脉系统回流涉及的主要静脉和静脉窦[1]

　　脑静脉系统的血液经浅、深静脉引流至硬膜静脉窦，再汇流至颈内静脉。通常右侧横窦和乙状窦较为粗大，为优势侧。优势侧横窦均直接或间接与上矢状窦相连，非优势侧横窦可以完全不发育。这种情况下，远端的血液回流可以通过上下吻合静脉汇合，或经岩上窦的血流回流。

　　研究表明横窦、乙状窦和 Labbé 静脉区对颅底手术最为重要。虽然有的学者认为乙状窦可以被安全的结扎，但牺牲这些血管引起的并发症却屡见不鲜。在一项基于 100 例颈内动脉血管造影的研究中，Bigelow 等（1993）发现 16.7% 的患者横窦缺如、闭锁或发育不良，这种情况主要发生在左侧，约占 14.3%，右侧横窦出现缺如、闭锁或发育不良的仅为 2.3%[2]。横窦缺如或发育不全时，Labbé 静脉的血流只能汇入乙状窦，当颅底手术涉及该区域时，就会置这些患者于危险之中，增加静脉梗死的风险。故术前评估横窦和 Labbé 静脉可以避免或减少颅底手术术后脑梗死等并发症。

　　尽管大脑浅静脉存在多种连接方式和潜在侧支循环通路，但颅内静脉引流的一个关键区域是在横窦、乙状窦和 Labbé 静脉的交汇区，更能说明问题的是左右横窦的发育程度、二者之间有无交通支，以及潜在分流量的大小。当一侧横窦闭塞（如血栓形成、肿瘤压迫或手术时牺牲）时，虽然可能形成侧支循环并代偿性的分流部分颅内静脉血，但侧支循环的建立需要时间，而且新建立的侧支循环不一定能达到闭塞前病变侧横窦的引流量。因此，无论上述哪种发育情况，都会引起脑组织的肿胀、出血、颅内压增高，造成不可逆性的损害。

　　DSA 仍然是评估颅内血管和血供的金标准，但 CTV（computed tomography venography）和 MRV（magnetic resonance venography）具有快速、无创的特点，临床上越来越多的用来评估颅内血管的变异。MRV 新的技术，包括钆增强三维 MRV（gadolinium-enhanced three-dimensional MRV）等，与常规的 TOF MRV 相比，能更好地显示小静脉的分布。

技术的进步已经明显降低了颅底外科手术的死亡率，但动脉损伤所致的脑缺血性病变仍然时有发生，静脉循环障碍引起的脑梗死不应该被忽略。

【问题】

不定项选择题

1. 评估颅内静脉系统的影像学方法有哪些：（　　　）

   A. DSA

   B. CTV

   C. MRV

   D. 经颅多普勒超声（TCD）

2. 颈静脉孔区常见的肿瘤有哪些：（　　　）

   A. 颈静脉球体瘤

   B. 神经鞘瘤

   C. 脑膜瘤

   D. 鳞状细胞癌

   E. 软骨肉瘤

   F. 脊索瘤

3. 评估颅内血管和血的金标准是：（　　　）

   A. DSA

   B. CT 血管成像

   C. MR 血管成像

   D. 钆增强三维 MR 血管成像

4. 大脑浅静脉的特点是：（　　　）

   A. 变异大

   B. 无静脉瓣

   C. 不发育或发育不良常见

   D. 容易发生血栓性疾病

   E. 侧支循环多

5. Batson 静脉丛的描述哪些是正确的？（　　　）

   A. 腹部肿瘤转移的途径

   B. 椎静脉系统和脑内静脉系统存在吻合支

   C. 炎症扩散的径路

   D. 大分子药物向颅内给药的途径

   E. 参与颅内压的调节

F. 传递胸腔和腹腔压力，与脑膜脑膨出有关

G. 缺乏静脉瓣，双向沟通

【文献及进一步阅读】

1. Lazzaro MA,Zaidat OO,Muellerkronast N,et al.Endovascular therapy for chronic cerebrospinal venous insufficiency in multiple sclerosis.Front Neurol,2011,2: 44

2. Bigelow DC,Hoffer ME,Schlakman B,et al.Angiographic assessment of the transverse sinus and vein of Labbé to avoid complications in skull base surgery.Skull Base Surgery,1993,3(4):217-222

（马玥莹　赵建东　黄德亮）

12

颈部肿痛伴
发热 7 天

解放军总医院耳鼻咽喉 –
头颈外科
2010-08-04
病例讨论
由耳内科和头颈外科
（耳三、耳四）病区提供
病例

【关键词】

急性化脓性甲状腺炎	acute suppurative thyroiditis，AST
梨状窝瘘	pyriform sinus fistula，PSF
鳃裂瘘管	branchial fistula
甲状舌管囊肿与瘘管	thyroglossal cyst and fistula.

【疾病分类及其他信息】

ICD-10	E06-0
ICD-9	245.0

【简要病史】

患儿袁某，女性，10 岁，汉族，山东青岛人，小学生，以"颈部肿痛伴发热 7 天"入院。

患儿 7 天前感冒后出现咽喉痛、颈部疼痛伴发热（38℃），吞咽时疼痛加重，但不伴呼吸困难、咳嗽等，在我院门诊按"颈部包块伴感染"给予"头孢哌酮钠舒巴坦钠"抗感染治疗症状无好转，遂急诊入院。

患儿 3 年前曾因"咽喉、左耳及颈部疼痛"在当地医院按"急性扁桃体炎""颈部脓肿"给予"抗感染"及"颈部脓肿切开引流"治疗，术后怀疑"鳃裂瘘管"，经口吞咽"亚甲蓝"见蓝色液体自引流管中流出，下咽 – 食管造影也怀疑"鳃裂瘘管"，后转至我科。我科按"化脓性甲状腺炎伴脓肿形成"行"左侧甲状腺病变切除术"，术中见左侧甲状腺结节样肿大，表面可见瘢痕组织；术前吞服亚甲蓝，术中甲状腺周围未见蓝染区，术后病理学检查提示"甲状腺组织及增生的纤维组织内见慢性炎细胞浸润及多核巨细胞反应"，未见上皮及瘘管样结构，术后症状很快消失。个人史、家族史无特殊。

专科查体：颈前正中甲状腺水平可见长约 4cm 横形手术瘢痕，左侧甲状腺区轻度隆起，约 3cm×2cm 大小，局部皮肤充血，压痛明显。喉部检查见左侧杓状会厌襞、左侧梨状窝黏膜肿胀，左侧声带活动受限，声门闭合不全，声门下及右侧梨状窝未见异常。

【初步诊断】

颈部包块伴感染

【实验室检查及解读】

1. 血常规　白细胞计数和中性粒细胞分类均在正常范围内。

2. C反应蛋白：29mg/L（正常值0~8mg/L）。

3. 血细菌培养结果为阴性。

4. 甲状腺功能检查　结果正常，T_3 5.51 pmol/L，T_4 17.83 pmol/L，促甲状腺素（TSH）2.23mU/L。

急性化脓性甲状腺炎是一种甲状腺非特异性感染性疾病，但因早期使用抗生素，患儿的血象可以不高。

急性化脓性甲状腺炎患儿的甲状腺功能多在正常范围，真菌感染时可有甲状腺功能减低的现象，当急性化脓性甲状腺炎伴有甲状腺功能异常者应注意是否为真菌感染。

【影像学及其他检查的解读】

本例患者术前的喉镜、影像学检查如图12-1所示。

B超或CT检查可显示甲状腺肿大并显现出局部或较大范围的不均质占位或低密度区，另外，CT扫描或颈部的MRI可以帮助评估感染的范围。梨状窝瘘多位于左侧，X线钡剂检查多可明确诊断，文献报道钡剂拍片的敏感度在80%左右。

本例患者的甲状腺超声检查发现："左侧甲状腺外形不规则，腺体厚约1.6cm，上极局部回声减低不均质，范围约3.6cm×2.2cm，边界不清，其内可见少量液性暗区"，提示：左侧甲状腺炎症，磁共振检查也提示炎症累及左侧甲状腺、梨状窝及周围的组织，强化明显，喉镜下左侧梨状窝黏膜肿胀明显，虽然食管造影未见到瘘口，但不能排除梨状窝瘘的存在。急性炎症期瘘口周围黏膜的水肿可能阻碍钡剂进入瘘管而导致假阴性的结果，所以，应该在炎症消退6~8周后进行下咽－食管钡剂造影检查。

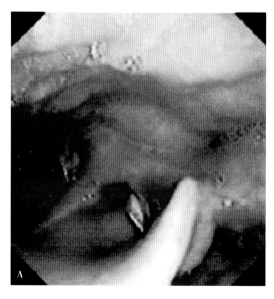
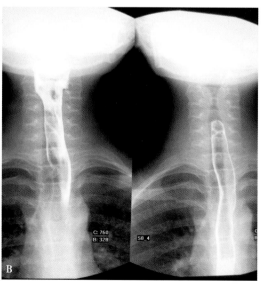

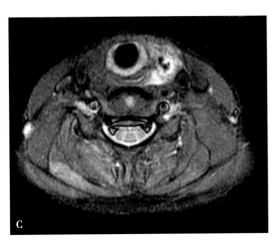
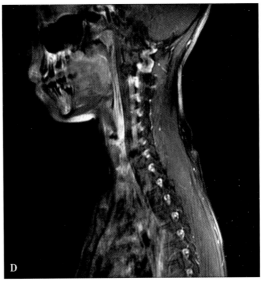

图 12-1　本病例电子喉镜、颈部 MRI 及食管造影的结果

A. 电子喉镜（2010 年 7 月 23 日，本院）：左梨状窝、杓状会厌襞黏膜肿胀，急性喉炎，左侧声带活动受限，声门闭合不全　B. 食管泛影葡胺造影：下咽、梨状窝及食管黏膜光滑，未见龛影或奈盈缺损　C 和 D. 颈部 MRI 平扫 + 强化：左侧甲状腺区长 T_1 长 T_2 信号，边缘欠清楚，向下延伸至胸廓入口水平，累及左侧梨状窝及邻近的皮下组织，强化明显，炎性病变的可能性大

【诊断与鉴别诊断】

根据病史、临床检查及影像学资料，本例拟诊断：急性、复发性化脓性甲状腺炎（左）。

急性化脓性甲状腺炎（AST）临床少见，对"颈前疼痛、发热、局部红肿"的病例在诊断上需要明确潜在的病因如免疫力低下、隐匿的梨状窝瘘，尤其是复发的病例。先天性梨状窝瘘是 AST 发病的主要原因，本病的特点是好发于小儿且易反复发作，但也有成年发病者。超过 50% 的患者在明确诊断之前急性感染发生过 3 次或 3 次以上。对于成年患者，化脓性甲状腺炎需要与下列疾病鉴别：亚急性甲状腺炎、慢性甲状腺炎、桥本甲状腺炎、甲状舌管囊肿或甲状舌管瘘、甲状腺结核、甲状腺腺瘤出血、甲状腺癌等。

【治疗】

本例患者在入院后给予阿莫西林、氟氯西林钠抗感染治疗 9 天（2.0g 肌内注射，每日 2 次），症状消失出院。

急性甲状腺炎是由化脓性细菌感染所致，其病原菌多为金黄色葡萄球菌、溶血性链球菌、肺炎双球菌等，如治疗不及时，最终可致甲状腺脓肿。

急性期的治疗措施包括切开引流和抗感染治疗。完整手术切除瘘管、包括终止于甲状腺的残端，是避免复发的关键，术前亚甲蓝显影和术中探针的引导都能帮助确认窦道，尤其是因为反复感染或再次手术时瘘管周围的结构不清时。

【预后和随访】

患儿半年后再次入院，再全麻下经颈侧切开入路，彻底切除咽旁、梨状窝的瘘管，残端荷包缝合。术后伤口如期愈合，按时出院。

2014 年 8 月最后一次电话随访，未再复发。

【最后诊断】

1. 急性、复发性化脓性甲状腺炎；2. 先天性梨状窝瘘（左）

【诊疗经验、教训与启示】

本例 "急性、复发性、化脓性甲状腺炎" 为儿童，又发生在左侧，急性期阴性的食管钡剂 / 碘油造影结果不能排除梨状窝瘘，应该在炎症控制后再次行食管钡剂造影，以免漏诊 "梨状窝瘘"。

患者在急性炎症控制后随即出院，但结合本病的特点，如果瘘管未完全破坏或切除，应有复发之虞。应提醒患者在炎症消退之后及时复诊、切除瘘管。

【相关知识及文献总结】

急性化脓性甲状腺炎（acute suppurative thyroiditis）的发病率尚无明确报道。由于甲状腺丰富的血运、良好的淋巴引流、保护性的包膜、甲状腺组织内高碘浓度，故其抗感染能力强，发生急性甲状腺炎的概率不高。由于抗生素的广泛应用，很多感染灶尚未明确定位前便已治愈，大大地降低了急性甲状腺炎的临床发病率。急性甲状腺炎发病原因除机体免疫力低下外，多与下列因素有关：①继发于甲状腺囊肿、结节及肿瘤，在甲状腺结节患者其发病率高达 10.7%；②感染源由血行或甲状腺邻近的炎症直接蔓延所致，如继发于咽喉炎、上呼吸道感染、颈部软组织炎等；③医源性感染，主要见于甲状腺穿刺或注射药物时消毒不严格，个别见于甲状腺手术后；④继发于先天性梨状窝瘘（pyriform sinus fistula）或甲状舌管（thyroglossal duct）的残留，文献报道 90% 的 AST 患儿中发现有梨状窝瘘。其中复发性急性甲状腺炎 80% 的病例都发生在 10 岁以内，平均 7.6 岁，文献报道发病的年龄从出生到 56 岁，30% 集中在 2 岁以内。

梨状窝瘘起源于第 3 或 4 鳃囊，为胚胎发育过程中鳃裂组织未完全退化残留而形成。梨状窝瘘约 90.3% 发生于左侧，可能与胚胎发育过程中原始大动脉的消失，或鳃性组织右侧消失较早有关。瘘管多起自梨状窝底部，由甲状软骨下缘外侧斜行从咽下缩肌穿出，在喉返神经外侧沿气管旁下行，经内侧、或外侧、或贯穿甲状腺组织，终止于甲状腺上极，甚至贯穿甲状腺左叶后继续下行，终止于左胸锁关节后方。瘘管外口可位于胸锁乳突肌前缘的任何部位。也有一些病例仅有一个内口，而没有外口。

Takai 等最早报道化脓性甲状腺炎与左侧梨状窝至甲状腺或甲状腺周围间隙的瘘管有关[1]，之后其他学者陆续发现梨状窝瘘是急性甲状腺炎的病因，尤其是复发者[2]。92% 的患者都发生在甲状腺左侧叶，右侧叶只有 5%，双侧罕见，仅占 2%[3]。急性化脓性甲状腺炎之前常有上呼吸道的感染，随后细菌通过瘘管到达甲状腺周围间隙，进一步侵犯甲状腺而导致感染。急性化脓性甲状腺炎的临床表现包括发热、吞咽困难、耳痛、局部红肿、皮温高和局部触痛。B 超或 CT 检查可显示甲状腺肿大并显现出局部或较大范围的不均质占位或低密度区。急性化脓性甲状腺炎患者的白细胞计数升高，但甲状腺功能多正常。炎症期消散后的食管钡剂造影检查多可明确诊断，急性期因局部水肿，常不易发现瘘管，所以，应该在炎症消退 6~8 周后进行下咽 – 食管钡剂造影检查。脓肿形成时，部分病例可自然破溃或通过切开引流而得到缓解，但梨状窝瘘管的存在可以引起甲状腺炎的再次发作，二期切除瘘管是彻底治愈的关键。

【问题】

不定项选择题

1. 下述哪一项关于 AST 的描述是正确的？（　　　）

    A. 甲状腺左叶最常受累

    B. 患者常出现甲状腺功能亢进症状

    C. 激素治疗有效；

    D. 怀疑 AST 时应立即进行食管钡剂造影

    E. 甲状腺球蛋白水平降低

2. 下列哪些因素与甲状腺感染发生率低无关？（　　　）

    A. 含碘高

    B. 有纤维包囊保护

    C. 血供丰富

    D. 淋巴引流丰富

    E. 甲状腺素水平高

3. 下面哪种病原菌较少引起急性儿童化脓性甲状腺炎？（　　　）

    A. 脆弱类杆菌

    B. 化脓链球菌

    C. 肺炎链球菌

    D. 沙门菌

    E. 消化链球菌属

4. 急性甲状腺炎发病原因包括：（　　　）

    A. 继发于甲状腺囊肿、结节及肿瘤

    B. 血行感染

    C. 医源性感染如甲状腺穿刺

    D. 继发于先天性梨状窝瘘或甲状舌管

    E. 食管异物损伤颈段食管

F. 炎症直接蔓延所致

5. 化脓性甲状腺炎需要与下列哪些疾病进行鉴别：（　　　）

A. 亚急性甲状腺炎

B. 甲状舌管囊肿或甲状舌管瘘

C. 甲状腺结核

D. 甲状腺腺瘤出血

E. 甲状腺癌

F. 食管异物

【参考文献】

1. Takai S,Matsuzuka F,Miyauchi A,et al.Internal fistula as a route of infection in acute suppurative thyroiditis. Lancet,1979,1(8119):751-752

2. Pereira KD,Davies JN.Piriform sinus tracts in children.Arch.Otolaryngol.Head Neck Surg,2006,132: 1119-1121

3. Inoue K,J Kozawa,Funahashi T,et al.Right-sided acute suppurative thyroiditis caused by infectious endocarditis.Intern Med,2011,50(23): 2893-2897

（吕　萍　张欣欣　王秋菊）

13

发现左耳后
肿物 14 年、
左腮腺肿物
8 年余、右
侧耳后肿物
5 年余

解放军总医院耳鼻咽喉 –
头颈外科

2011-4-27

病例讨论

由头颈肿瘤（耳三）病
区提供病例

【关键词】

木村病	Kimura disease
嗜酸性淋巴肉芽肿	eosinophilic lymphogranuloma，ELG
唾液腺肥大	salivary gland hypertrophy
血管淋巴增生性嗜酸性细胞增多症	angiolymphoid hyperplasia with eosinophilia，ALHE
IgG₄ 相关性疾病	IgG₄-related disease，IgG₄-RD
Rosai-Dorfman 病	Rosai-Dorfman disease

【疾病分类及其他信息】

ICD-10	D21.9
eMedicine	Kimura disease：article/1098777
GARD	Kimura disease
Orphanet.	Kimura disease：ORPHA482 http：//www.orpha.net/consor/cgi-bin/OC_Exp.php?lng=EN&Expert=482

【简要病史】

患者陈先生，49岁，汉族，河南省人，农民。以"发现左耳后肿物14年、左腮腺肿物8年余、右侧耳后肿物5年余"主诉入院。

患者于14年前偶然发现左侧耳后黄豆粒大小无痛性包块，未予重视；后发现包块逐渐变大，遂在当地医院行"肿物切除术"，术后病理不详。8年前左侧腮腺区出现包块并逐渐增大，5年前右侧耳后出现包块并逐渐增大；患病期间患者注意到进食刺激性食物后包块增大，使用"激素"治疗后包块缩小；为进一步诊治来我院就诊，门诊以"腮腺肿物（双）"收入院。患者发病以来，感觉包块部位肿胀、瘙痒、不痛，无低热、咳嗽、咳痰、痰中带血，无面瘫、唾液分泌增多，无吞咽困难、饮水呛咳、呼吸困难等。患者目前精神状态一般，体力情况良好，食欲食量良好，睡眠情况良好，体重无明显变化。无过敏性疾病病史，个人史无特殊。

专科检查：双耳后可触及一肿物，约 2cm×3cm 大小，质硬，边界清楚，活动好，无压痛，表面皮肤黝黑，皮温正常；左侧腮腺部位触及一包块，质中，约 7cm×5cm×3cm 大小，边界不清，无压痛；右侧胸锁乳突肌后缘触及包块，约 2cm×2cm 大小，质硬，边界清楚，活动好，无压痛；口腔黏膜红润，无溃疡。腮腺及颌下腺导管口无红肿。

【初步诊断】

腮腺肿物及伴多发性颈淋巴结肿大（双）

【实验室检查及解读】

血常规检查：嗜酸性粒细胞明显增多。

【影像学及其他检查的解读】

本例患者术前的外观像及影像学检查，如图 13-1 所示。

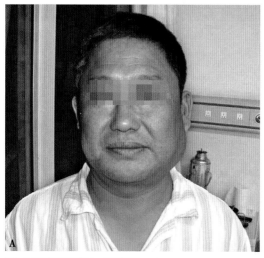
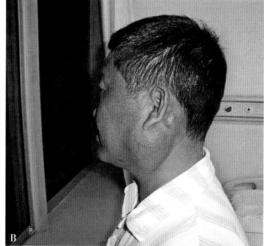
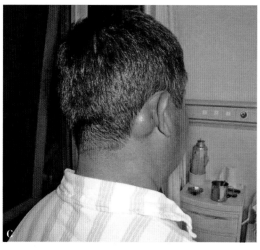
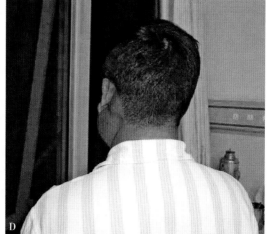

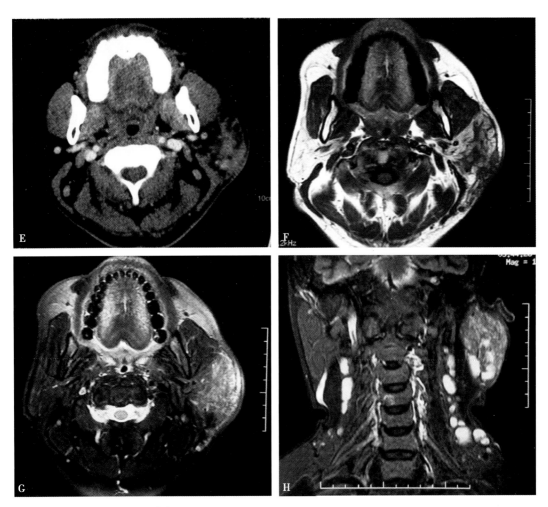

图 13-1　外观像及影像学检查

A~D. 外观像显示患侧腮腺区明显肿胀，耳后可见直径 2cm 的包块　E. 腮腺 CT 平扫＋增强（2011-03-31 本院）左侧腮腺体积增大，其内可见囊实性密度增高影，边界不清。增强扫描后肿块内实性成分中度强化，CT 值约 64HU。双侧耳后皮下可见软组织肿块影，边界不清楚，密度均匀，CT 值约 48HU，增强扫描后中度强化，CT 值约 62HU。左侧腮腺间隙、双侧颈动脉间隙、颌下间隙及颈后间隙内可见多个肿大淋巴结影　F~H：腮腺磁共振平扫（2011-04-02 本院）左侧腮腺体积增大，以浅叶为主，大小 7.4cm×5.0cm×3.3cm，其内呈不均匀长 T_1 长 T_2 信号，DWI 呈高信号，腮腺边界显示欠清，累及邻近皮下组织；右侧腮腺形态、大小及信号未见明显异常。双侧腮腺周围、耳后及颈静脉链可见多发肿大淋巴结影，最大者位于右侧耳后，大小约 2cm×3.1cm

　　颈部淋巴结及腮腺超声（本院）：双侧腮腺体积增大，左侧为著，于双侧腮腺可见低回声结节，右侧大小约 1.0cm×0.4cm，左侧大者 1.2cm×1.2cm，边界清楚，形态尚规则。腮腺周围及颈部可见多发低回声结节，回声分布不均匀。

　　B 超引导下腮腺区包块穿刺病理检查（2011-03-31，本院）：（左侧腮腺低回声结节）穿刺纤维血管组织中见大量淋巴细胞及嗜酸性粒细胞浸润，考虑嗜酸性淋巴肉芽肿可能性大。

【诊断与鉴别诊断】

本病例的特点：①中年男性，49岁；②起病隐匿，进展缓慢，呈良性病程；③以"双侧腮腺区及颈部多发性、无痛性包块"为主要症状；④病史长，14年前即发现左耳后肿物；⑤包块多发、质硬、无压痛；⑥血常规检查发现：嗜酸性粒细胞明显增多；⑦输糖皮质激素治疗后包块缩小。本例患者反复在多家医院就诊，均未能明确诊断和有效救治，最终通过B超引导下的"粗针穿刺"活检而确诊。

另外，因为细针穿刺细胞学检查（fine needle aspiration cytology，FNAC）对本病的诊断意义有限，有学者报道 FNAC 的诊断符合率只有 50％，甚至更低（7.1％）。临床上大部分病例都是通过组织病理学检查确诊，大多数作者诊断推荐切开活检。因此，对可疑病例应该行切开活检以求明确诊断。

木村病（Kimura disease，KD）典型的组织病理学表现为淋巴结结构保留、多发的生发中心增生、嗜酸细胞浸润、嗜酸性脓肿、血管化、生发中心坏死、生发中心蛋白质沉积和纤维化。

几乎所有的 KD 患者外周血的嗜酸性粒细胞都会增加，并且血清 IgE 明显升高。有研究显示：嗜酸性粒细胞计数与颈部包块的大小密切相关。同时应该检测肾功和尿蛋白以排除伴发肾功不全。血清嗜酸细胞阳离子蛋白与病程平行。

在本病的治疗过程中，需要与淋巴结炎、淋巴结结核、滤泡性淋巴瘤（follicular lymphoma）、纤维瘤、朗格汉斯细胞组织细胞增生症、Castleman 病（Castleman's disease）/巨大淋巴结增生（giant lymphnode hyperplasia）、组织细胞坏死性淋巴结炎（菊池病/菊池-藤本病，Kikuchi's disease）、腮腺多形性腺瘤、圆柱瘤（cylindroma）、隆突性皮肤纤维肉瘤（dermatofibrosarcoma protuberans）、血管淋巴样增生伴嗜酸性粒细胞增多症（angiolymphoid hyperplasia with eosinophilia，ALHE）、Rosai-Dorfman 病等表现为颈部的包块性的疾病进行鉴别。

除了与颈部包块进行鉴别，还需要与其他几种称为肉芽肿的病变进行区分，分别是：嗜酸细胞肉芽肿（eosinophilic granuloma）、淋巴瘤样肉芽肿（lymphomatoid granulomatosis）、炎症性肉芽肿（infective granuloma）、IgG$_4$ 相关性疾病（IgG$_4$-related disease，IgG$_4$-RD）、Heerfordt 综合征（眼色素层腮腺热）等鉴别。

【治疗】

目前对于嗜酸性淋巴肉芽肿的治疗以放射治疗为首选，可辅以类固醇类药物。手术切除不彻底，术后较易复发。分析本病例病程较长，病变范围较广，手术完全切除难度大，手术难点在于面神经保护和术后高复发率，故推荐患者选择放射治疗控制病变，患者后转入我院放射治疗科就诊。

【预后和随访】

患者经低剂量放疗后颈部包块较前缩小，无明显并发症。最后一次电话随访（2014.9），腮腺包块得到控制，未进一步增大。

【最后诊断】

腮腺、颈部淋巴结嗜酸性淋巴肉芽肿

【相关知识及文献总结】

嗜酸性淋巴肉芽肿（eosinophilic lymphoma granuloma ELG）又称金氏（金显宅）病或木村病
（Kimura disease，KD）是一种少见的、原因不明的慢性、炎症性、肉芽肿性病变，最常见的临床表现为
头颈部单侧、无痛性颈淋巴结病变或皮下结节，可以伴有周围血及骨髓中伴有嗜酸性粒细胞增多。

1909 年日本学者片山最早发现此病，金显宅于 1937 年报道了 7 例被命名为 "嗜酸性粒细胞增多性
淋巴母细胞瘤" 的病例[1]，但后来发现该病为非肿瘤性病变，又于 1957 年更名为 "嗜酸性淋巴肉芽肿"。
1948 年日本学者木村哲二（Kimura）注意到该病的血管性成分并对此病做了详细报道[2]，认为该病是
"非寻常型肉芽组织伴淋巴组织增生"（unusual granulation combined with hyperplastic changes in
lymphoid tissue），之后此病被命名为 Kimura disease（KD）。此后，发表了一系列来自中国大陆、中国
香港、新加坡、印度尼西亚和日本的报道，几乎所有的病例都是蒙古人种[3, 6]。

木村病与血管淋巴增生性嗜酸性细胞增多症（angiolymphoid hyperplasia with eosinophilia，ALHE）
是否是同一种病还存在争议。有作者认为木村病为 ALHE 的特殊类型，主要特点是 "慢性" "侵犯深部
组织"。但近期大部分文章都从临床和组织病理学特点上把二者区别开来。ALHE 是继发于炎症的动静脉
畸形，而 KM 的原发病例过程为炎症，可以伴发血管增生，表 13-1 汇集了 ALHE 和 KD 临床特点的比较。

本病少见，至今报道仅 300 例，散见于口腔、皮肤及放射治疗等专业的文献。因为历史原因，国内
文献目前多沿用 "嗜酸性淋巴肉芽肿" 的名称，而英文文献和日文文献大多使用 Kimura disease（KD）。

表 13-1　ALHE 与 KD 的区别

临床特征	KD	ALHE
年龄（岁）	20~30	30~50
性别	男性	女性
种族	亚洲人种	各种人种
部位	头颈部，位置较深	头颈部，表浅
淋巴结病变	常见	少见
嗜酸细胞	几乎都会出现，>10%（白细胞总数）	约 20% 出现，常 <10%（白细胞总数）
血清 IgE	升高	正常
肾脏病变	多发	罕见
淋巴滤泡增生	常见	不常见
嗜酸性粒细胞浸润	大量	散在至大量
嗜酸性脓肿	常见	罕见

KD 的病因不明，据推测，感染或毒素激发的自身免疫现象，或者 I 型超敏反应（IgE 介导）。有证

据显示 KD 患者以 Th2 细胞为主,产生嗜酸性细胞因子如 IL-4 和 IL-5。

KD 的具体发病率未知,且大部分病例来自东亚和东南亚,欧洲也有个案报道。本病少见,但实际的发病率可能被低估,原因是本病大部分患者没有症状,因此可能未被确诊;还有部分病例可能被误诊为腮腺肿瘤或转移淋巴结。

临床表现:KD 的三联征表现为头颈部肿块、血嗜酸性粒细胞和 IgE 水平升高。本病可发生于任何年龄,但以 20~30 岁的青年多见,男女比例约为 6:1~10:1;病程较长,以无痛性肿块为主,多无自觉症状,有时伴有瘙痒。肿块多数由侵犯皮下的软组织形成,好发于头颈部及四肢,尤多见于腮腺、下颌下腺,有时发生于泪腺。半数以上病例还同时侵犯淋巴结及其他部位,如口腔、腋窝、腹股沟、躯干等。有些病例病变只侵犯淋巴结,而无皮下软组织改变。实验室检查:外周血嗜酸性粒细胞增多(0.10~0.70),多数病例在肿瘤摘除后减少;血清免疫球蛋白检查,IgE 升高;病理检查可确诊。表 13-2 总结了 33 例 KD 患者的发病部位、受累组织、肿块大小和伴发的全身症状等临床特征,概括反映了该病的临床特点[5]。

表 13-2　33 例 KD 患者的临床特征

临床特征			例数(例)	发病率(%)
肿块部位	头颈部		22	67.7
	腹股沟		4	12.1
	腋窝		3	9.1
	大腿内侧		2	6.1
	肠系膜根部		1	3.0
	髂窝		1	3.0
	腰背部		1	3.0
	肺门		1	3.0
受累组织	大唾液腺		8	24.2
	淋巴结		21	63.6
	软组织		4	12.1
肿块性质	压痛		8	24.2
	被覆皮肤异常		12	36.4
	肿块大小	<3cm	13	39.4
		3~6cm	14	42.4
		>6cm	6	18.2
	病灶	单发	18	54.5
		多发	15	45.5
全身症状	发热		11	33.3
	全身皮疹		4	12.1
	肢体水肿		4	12.1

该病病程呈良性过程,目前还没有恶变的报道。该病主要治疗方法为局部放射治疗、手术切除及化

学药物治疗。对没有症状或不影响美观的患者也可以选择观察。

嗜酸性淋巴肉芽肿对放射治疗敏感，局部放射治疗可以有效的缩小病变，通常用来治疗复发性的 KD，Hareyama 等报道 26~30 Gy 剂量即可达到 74% 的局部控制率[4]。但对年轻的患者通常不做推荐。

临床常用皮质类固醇口服来治疗 KD，但激素停药后疾病往往复发。对局限化的疾病也可以采用激素局部注射治疗。也有报道环孢素能诱导 KD 缓解，但大部分患者停药后仍会复发。基于高嗜酸粒细胞综合征（hypereosinophilic syndrome，HES）的治疗进展，伊马替尼（imatinib）在 KD 治疗中也显示出有效性，但需要更多的研究。其他文献报道有效的药物包括反式维 A 酸、己酮可可碱等。

手术也是该病的治疗手段之一，因肿瘤无明确包膜，边界不清，局部浸润广泛，手术不易彻底切除，术后复发的比例高达 25%。

KD 的影像学表现变异较大，这与每个人病变内的血管和纤维增生的程度不同有关，一项较大样本的研究发现 KD 的特征性的影像学表现为腮腺周围界限不清、多发性的强化灶，伴有淋巴结的病变。本例的 MR 表现具有特征性，左侧腮腺体积明显增大，呈不均匀长 T_1 长 T_2 信号，腮腺边界显示欠清，并累及邻近皮下组织，淋巴结病变明显。

【问题】

不定项选择题

1. KD 的三联征表现为：（　　　）

    A. 头颈部肿块

    B. 血嗜酸性细胞增高

    C. 伴发其他过敏性疾病如变应性鼻炎、哮喘等

    D. IgE 水平升高

2. 嗜酸性淋巴肉芽肿术后复发的原因：（　　　）

    A. 肿瘤无明确包膜

    B. 边界不清

    C. 恶变

    D. 局部浸润广泛

3. 嗜酸性淋巴肉芽肿又名：（　　　）

    A. 金氏病（金显宅病）

    B. Kimura disease

    C. Mikulicz disease

    D. Kikuchi's disease

    E. Castleman's disease

4. 嗜酸性淋巴肉芽肿的治疗选择有：（　　　）

    A. 局部放射治疗

    B. 手术切除

    C. 化学药物治疗

D. 随访和观察

5. 需要与嗜酸性淋巴肉芽肿鉴别的疾病包括:(　　　)

A. 慢性腮腺炎

B. Castleman 病

C. 腮腺多形性腺瘤

D. 高嗜酸粒细胞综合征

E. 淋巴瘤样肉芽肿

【参考文献】

1. Kim H T,Szeto C.Eosinophilic hyperplastie lymphogranuloma,comparison with Mikulicz's diseas.Chin Med J,1937,23:699-700

2. Kimura T,Yoshimura S,Ishikaura E. On the llnusual granulation combined with hyperplastic changes of lymphatic tissue. Trans Soc Pathol Jpn,1948,37: 179-180

3. 胡小毅,罗莉.嗜酸性淋巴肉芽肿.国外医学口腔医学分册,2005,32(1):69-70

4. Hareyama M,Oouchi A,Nagakura H,et al.Radiotherapy for kimura's disease: The optimum dosage. Inl J Radiat Oncol Biolphys,1998,40(3):647-651

5. 刘胜文,黄露露,张振纲,等.Kimura 病 33 例临床分析.临床耳鼻咽喉头颈外科杂志,2011,45(7):297-300

6. Irish JC,Kain K,Keystone JS,et al.Kimura's disease: An unusual cause of head and neck masses.J Otolaryngol,1994,23:88-91

（王延林　赵建东　刘良发　王嘉陵　黄德亮）

14

腹痛、头痛
1月余，口
眼歪斜、复
视 20 天

解放军总医院耳鼻咽喉 –
头颈外科
2011-06-15
病例讨论
由耳内科（耳四）病区
提供病例

【关键词】

颞骨恶性肿瘤	malignant tumors of temporal bone
横纹肌肉瘤	rhabdomyosarcoma（RMS）；rhabdosarcoma
癌性脑膜炎	neoplastic meningitis
周围性面瘫	peripheral facial paralysis
同步放化疗	concomitant radiochemotherapy（CCRT）
脑膜旁区域	parameningeal
调强放射治疗	intensity-modulated radiation therapy，IMRT
适形放射治疗	conformal cadiation therapy

【疾病分类及其他信息】

DiseasesDB	11485
ICD-10	C49
ICD-9	171.9
ICD-O	M8900/3
OMIM	268210
MedlinePlus	001429
eMedicine	malignant tumors of the temporal bone：article/845777
	pediatric rhabdomyosarcoma：article/988803
	pathology –rhabdomyosarcoma：article/873546
	new drug combos promising in higher- risk rhabdomyosarcoma：826251
national cancer institute	childhood rhabdomyosarcoma treatment
children's oncology group（COG）	http：//www.childrensoncologygroup.org/

【简要病史】

　　患儿杜某，男性，6 岁，汉族，山西晋中市人，小学生。因"间断腹痛、呕吐 40 余天，头痛 30 余天，口眼歪斜 20 天"之主诉入院。

　　患儿于 2010 年 11 月 14 日无明显诱因出现腹痛，肚脐周围显著，按揉后稍缓解，伴恶心、呕吐，吐后缓解，每日 2~3 次，当地医院诊断"胃肠型感冒"，给予"酚麻美敏"治疗，3 日后好转。2 周后再次出现腹痛及恶心、呕吐，并出现头痛，以出现左额部头痛，疼痛剧烈难忍，每次持续数分钟，没有时间规律。12 月 12 日家长发现左侧口角歪斜，左眼闭合不全，并出现视物重影。就诊于山西省儿童医院，诊断为"脑炎？"，给予抗病毒、抗炎、脱水等治疗 2 周，症状无改善。为进一步诊治，转入我院神经内科，诊断为"脑静脉窦栓塞、左侧面瘫、左侧乳突炎"，继续给予抗生素、甘露醇等治疗，患儿头痛、腹痛、恶心、呕吐等症状缓解，但面瘫无改善，住院期间检查颞骨CT发现"左侧颞骨占位"，遂转入我科。病程中患儿无昏迷、抽搐、耳流脓等症状。发病以来食欲差，睡眠一般，精神差。患儿生于山西省，足月，剖宫产（胎位不正），生后无异常。

专科检查：左侧鼓膜完整，向外膨隆，表面血管扩张，有搏动。乳突无红肿、压痛。粗测视力正常，左侧上睑下垂，双侧眼裂不等大，左侧眼球外展受限。左侧面部痛温觉、触觉减弱，结膜反射减弱。皱眉时左侧额纹消失，左睑裂闭合不全，左侧鼻唇沟变浅，示齿口角右侧偏斜，鼓腮左侧漏气，伸舌时无偏移。

【初步诊断】

1. 颞骨占位（左）：性质待定；2. 乳突炎（左）；3. 周围性面神经麻痹（左）

【实验室检查及解读】

1. **血常规** 中性粒细胞 0.766，淋巴细胞 0.132，单核细胞 0.062，嗜酸性粒细胞 0.032，嗜碱性粒细胞 0.008，白细胞计数 6.30×10^9/L。

2. **脑脊液常规＋生化（2010-12-16，山西省儿童医院）** 无色透明，细胞总数 6×10^6/L，蛋白 0.22g/L，葡萄糖 3.90 mmol/L，氯化物 128.8 mmol/L。

3. **尿便常规** 正常。

4. **脑脊液常规（2010-12-27，本院）** 无色透明、细胞总数 15×10^6/L，白细胞总数 3×10^6/L，蛋白定性（－）。

5. **脑脊液生化（2010-12-27，本院）** 葡萄糖 3.3mmol/L，蛋白 252 mg/L，氯化物 127mmol/L。

6. **脑脊液细菌培养（2010-12-27，本院）** 普通培养无细菌生长。

7. **脑脊液涂片（2010-12-27，本院）** 无细菌、真菌、抗酸杆菌、新型隐球菌。

【影像学及其他检查解读】

耳镜、外观像、听力学、颞骨CT、颅脑MRI检查，见图14-1。

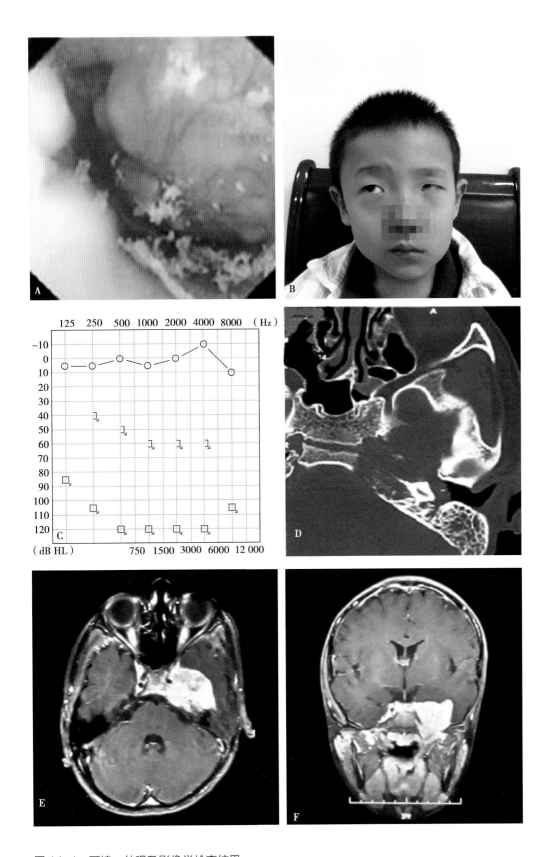

图 14-1 耳镜、外观及影像学检查结果

A. 鼓膜像示左侧鼓室内肿物，鼓膜膨隆　B. 周围性面瘫（H-B Ⅳ级）；C. 纯音测听示左耳全聋　D. 颞骨轴位 CT 示左侧岩部、中耳、乳突软组织影，伴骨质破坏　E.~F. 颅脑 MRI 显示肿瘤累及左侧颞骨、岩尖、鞍旁，强化明显

腹部B超（2010-10-25，本院）：肝胆胰脾、腹膜后超声未见明确异常。

颈部B超（2010-10-25，本院）：双侧颈部及锁骨上窝未见异常淋巴结。

头颅血管MRV（2010-12-22，清华大学玉泉医院）：左侧乙状窦、横窦略显变细。

STD（2010-12-22，本院）：双侧大脑前动脉、大脑中动脉、大脑后动脉、椎动脉及基底动脉流速均在正常范围，频谱形态及结构均正常。

脑电图（2010-12-22，本院）：正常范围脑电图。

颞骨CT扫描（2010-12-30，本院）：双侧外耳道壁骨质未见明显异常。双侧乳突气化尚可，左侧乳突、中耳腔及鼓窦内可见软组织样密度影，听小骨及内耳道未见明显异常。耳蜗、前庭、前庭水管、半规管未见异常。左侧颞骨岩尖部见不规则形骨质破坏区，累及左侧颈动脉管，左侧圆孔后、枕骨斜坡左侧及左侧内耳道前壁受累。印象：左侧中耳乳突炎。左颞骨岩尖部骨质破坏，建议进一步检查（图14-1D）。

颅脑MRI增强扫描（2010-12-30，本院）：左侧颞骨及蝶骨大翼处可见实性占位性病变，大小约为2.7cm×3.1cm×3.7cm，增强扫描病变明显均匀强化，左侧颈内动脉水平段被包绕，邻近颞叶受压推移，邻近脑膜增厚强化，脑膜尾征可见。余脑实质及所见颈部间隙未见异常强化。印象：左侧颞骨及蝶骨大翼处占位性病变，考虑良性肿瘤或肿瘤样病变，嗜酸性肉芽肿可能性大（图14-1E~F）。

【诊断与鉴别诊断】

病例特点：①男性儿童，病情进展较快；②主要症状为头痛、腹痛伴持续发热，午后较重，最高39.5℃；③主要阳性体征：左侧眼球外展受限，皱眉时左侧额纹消失，左眼露白明显，左侧鼻唇沟稍变浅，鼓腮左侧漏气，伸舌时无偏移；④影像学提示：颅脑CT和MRI检查均发现左侧颞骨及蝶骨大翼处可见实性占位性病变，均匀强化。

发病以来，患儿先后按"胃肠型感冒""脑炎？""癫痫""脑静脉窦栓塞、左侧面瘫、左侧乳突炎"等诊断就诊于多家医院，给予抗感染、脱水、对症等治疗，虽然其他症状有所改善，但头痛无法缓解，脑脊液常规和生化检查、颅脑MRI检查不支持脑炎的诊断。最后根据影像学检查提示颞骨占位，诊治过程才出现转折。

根据患者的病史特点和影像学资料，罹患颞骨恶性肿瘤可能性大。该部位原发性恶性肿瘤包括横纹肌肉瘤、平滑肌肉瘤、软骨肉瘤、朗格汉斯细胞组织细胞增生症等，但这些病变缺乏特异性的表现，很难从影像学进行鉴别，确诊还需要病理学证据。另外，白血病、淋巴瘤等也可以转移到颞骨，加之患儿伴有腹痛病史，故需要进行血液系统、颈部淋巴结、腹部B超等检查，以排除转移性肿瘤的可能。

虽然颞骨肿物可以解释面瘫、复视、头痛等相关症状，但患儿始发的腹痛和发热等症状仍然无法解释。MRV上显示的左侧横窦、乙状窦变细可能是变异的表现。

表14-1列出了儿童颞骨常见肿物的鉴别诊断疾病。根据本例的特点，拟初步诊断：①颞骨肿瘤，横纹肌肉瘤？②周围性面瘫（H-B Ⅰ级）；③腹痛待查

表 14-1 儿童颞骨肿物的鉴别诊断疾病

分类	鉴别诊断疾病
原发性骨病	骨纤维异常增殖症
	外生性骨疣
	岩尖炎
	嗜酸性肉芽肿
局部扩展的疾病	胆脂瘤
	神经鞘瘤
原发性骨肿瘤	横纹肌肉瘤
	朗格汉斯细胞组织细胞增生症
转移瘤	白血病
	淋巴瘤
	神经纤维肉瘤

【治疗】

本例病变原发于颞骨，但病变广泛，侵及脑膜、颈内动脉和海绵窦，很难彻底手术切除。该病例的诊治过程中，首先应该明确诊断、确定病理类型，为进一步的治疗提供依据。根据查体和影像学检查，病变累及乳突和中耳，故可经乳突活检，这样伤口愈合后不会影响到后续的放化疗。

患者于 2011 年 1 月 17 日在全身麻醉下行左侧乳突开放、颞骨肿瘤活检术。术中见乳突腔内充满暗红色鱼肉状肿物，易出血，破坏乳突、中耳结构，侵及脑膜。手术顺利，术中冰冻切片提示"小圆细胞恶性肿瘤"。术后病理组织学检查（2011-1-17）报告：上皮下见呈巢状的小细胞恶性肿瘤，免疫组化显示：muscle(+)，CD56(+)，Ki-67(+)50%~70%，Vimentin(+)，CK(−)，MyoD1(−)，Syn(−)，Myoglobin(−)，符合胚胎性横纹肌肉瘤（RMS）。

患儿术后 1 周伤口愈合拆线后开始同步放、化疗，方案如下：2011 年 1 月 24 日开始行化学治疗，方案：长春新碱＋依托泊苷＋异环磷酰胺，每隔 21 天行 1 次化学治疗。2011 年 2 月 7 日开始放射治疗，使用 Elekta Synergy 放射治疗系统，放射治疗总量 60Gy，分 30 次完成（PTV=60Gy/30F）。计划设计方案，见图 14-2。该系统具有调强放射治疗和影像引导方式治疗（image guided radiation therapy，IGRT）功能的直线加速器。

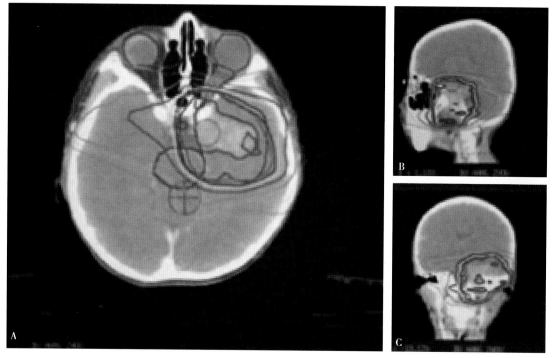

图 14-2　左侧颞骨肿瘤的适形、调强放疗计划设计方案

　　患儿放射治疗过程中出现全身性水疱、局部色素沉着，水疱经局部治疗后好转。但无其他严重并发症发生，坚持全程放、化疗。

【最后诊断】

　　1. 左侧颞骨横纹肌肉瘤，侵犯脑膜、海绵窦、颈内动脉（$T_{2b}N_0M_0$）；2. 左侧周围性面瘫

【预后与随访】

　　2011 年 3 月复查（化学治疗第 3 个疗程，放射治疗 20 次时）：头痛明显缓解，左侧上睑可活动，左侧眼球外展仍受限，但无复视。左侧面部痛温觉、触觉稍有改善，结膜反射减弱。皱眉时左侧额纹消失，左睑裂露白明显减小，约 0.3mm，左侧鼻唇沟变浅，示齿口角右侧偏斜，鼓腮左侧漏气，伸舌时无偏移。

　　2011 年 5 月复查（化学治疗第 5 个疗程，放射治疗已结束）查体：左侧睑裂较右侧稍小，仍有外展受限。左侧面部痛温觉、触觉有改善，结膜反射减弱。皱眉时左侧额纹消失，左睑裂露白明显减小，露白约 0.2 mm，左侧鼻唇沟变浅，示齿口角右侧偏斜，鼓腮左侧漏气。放化疗结束后复查颅脑 MRI（2011-5-1，本院）：左侧颞骨可见等 T_1 长 T_2 信号，增强扫描病变呈轻度对比强化，左侧颞部硬膜略增厚并轻度强化。脑实质内未见明确异常信号或异常强化。脑室系统及脑沟、裂、池未见扩大或闭塞，

未见明确复发征象（图 14-3）。

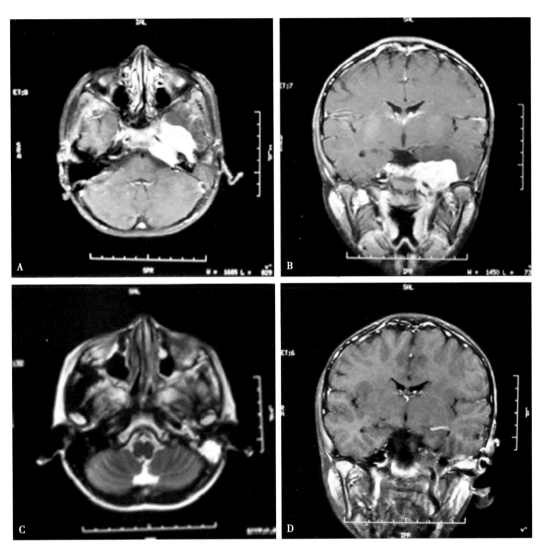

图 14-3　放化疗前后病变的影像学对照
A 和 B.（同图 14-1E~F.）为治疗前强化的轴位和冠状位 MRI 图像　C 和 D. 为治疗后复查的结果，可见
治疗后肿瘤明显缩小

　　针对本例患者，术后近期应该密切观察体温的变化，观察有无术腔和颅内感染的迹象及有无脑脊液
漏的发生，远期应该定期进行颅脑 MRI（增强）扫描随访，观察有无局部复发。另外，尚需观察面神经
和展神经功能的恢复。

【诊疗经验、教训与启示】

　　本例最终经病理证实为"颞骨胚胎性横纹肌肉瘤"，但发病初期出现腹痛、呕吐、剧烈头痛等
不典型症状，先后在当地儿童医院和我院神经内科就诊，曾怀疑为"胃肠型感冒"、"脑炎"、"癫痫"、

"颅内脑静脉窦栓塞"等，并进行了相应的检查和治疗，直到影像学检查提示"颞骨肿物"转至耳鼻咽喉头颈外科才得到确诊。事实上这些症状都是"癌性脑膜炎"（neoplastic meningitis）的表现[1]。

但患儿在病程中出现了面瘫伴耳痛、外耳道血性溢液或有息肉样肿物，不能用中耳炎来解释，应及早请耳科医师会诊，行 CT 甚至 MRI 检查来明确诊治。因颞骨 RMS 可继发炎性肉芽、息肉，即使外耳道内活检为阴性，亦不能除外 RMS 及其他恶性肿瘤。在儿童颞骨 RMS 的治疗中，如果发生硬脑膜、脑实质或颈内动脉受累或远隔转移，如发生在脑膜旁区域的肿瘤，应采取放化疗为主、姑息性切除为辅的治疗方案，手术仅限于活检、明确诊断，盲目扩大切除范围无助于提高生存率，而且会降低患儿的生命质量。

本例患儿病变广泛，侵犯脑膜、海绵窦、颈内动脉及面神经，无法彻底切除，经手术活检明确诊断后转耳内科进行同步放化疗，经过 5 个疗程、总量 60Gy 调强放射治疗，肿瘤得到了完全的缓解，且未出现明显的并发症。

【相关知识及文献总结】

横纹肌肉瘤来源于具有分化为骨骼肌潜能的原始间质的高度恶性肿瘤[2]，本病罕见，好发于儿童，占儿童恶性肿瘤的 4%~8%，占儿童软组织肉瘤的 50%~60%。

胚胎型横纹肌肉瘤常见于头颈部（尤其是眼眶、鼻咽、中耳和口腔），腹膜后，胆道和泌尿生殖道，少部分发生于四肢，且伴有高复发率和低生存率。此瘤绝大多数发生于 3-12 岁的儿童。早期即可沿血管、淋巴引起广泛转移。源于颞骨者约占全身横纹肌肉瘤的 7%。表 14-2 列出了原发性横纹肌肉瘤按发病部位统计的发病率[3]，可以看出近 40% 的新发病例发生在头颈部（包括眼眶、脑膜旁区域和头颈部其他区域），其中发生在脑膜旁区域（parameningeal）（包括起自鼻腔、鼻窦、颞下窝、鼻咽或中耳-乳突）的横纹肌肉瘤（parameningeal rhabdomyosarcoma，PM-RMS）约占所有病例的 16%，而这些部位的肿瘤被认为是"不利的"（unfavorable），往往早期复发和预后不佳。

表 14-2　原发 RMS 按部位的发病率（%）

部位	发病率（%）
脑膜旁	16
眼眶	10
头颈部	10
泌尿生殖系统	23
四肢	19
其他	22

横纹肌肉瘤也是颞骨最常见的原发性恶性肿瘤。颞骨的横纹肌肉瘤通常表现耳周不断增大的包块、外耳道肉芽、外耳道流脓或出血、耳痛、中耳炎、听力下降、颈部淋巴结肿大或面瘫。

以面瘫为首发症状的颞骨 / 中耳横纹肌肉瘤往往被诊断为 Bell 面瘫而延误治疗，Grundfast 等报道了在 8 年期间因为面瘫而住院检查的 25 个患儿中，有 1 例最终诊断为颞骨横纹肌肉瘤[4]。Durve 的一组病例中，14 例中耳和颞骨横纹肌肉瘤患儿中，9 例（64%）出现面瘫，从出现症状到诊断的时间为 21 周（4~78 周）。本例患者早期即出现面瘫，而面瘫在治疗后有所恢复[5]。

表 14-1 列出了儿童颞骨常见病变，在临床诊断中需要仔细甄别，详细的影像学评估有助于横纹肌肉瘤诊断的建立，但确诊往往需要组织病理学证据。

（一）横纹肌肉瘤的病理学分型

横纹肌肉瘤是由一组与骨骼肌（skeletal muscle lineage）有关的多个肿瘤家族组成，其分类在不断的改进。目前使用较多的国际分类（international classification for rhabdomyosarcoma）方法可以反映患者的预后（表 14-3）[6]。

表 14-3　RMS 的病理学亚型（Newton et al. 1995）

分类	预后	部位	年龄（岁）	病理学特征
葡萄状（botryoid）	良好	头颈部、泌尿生殖道	<10	完整上皮下致密的细胞层（形成层）为特征
梭形细胞（spindle cell）	良好	睾丸旁	–	梭形的细胞形成细胞结构低的肿瘤，基质即可富含胶原纤维，也可能胶原很少
胚胎型（ERMS，NOS）	中等	头颈部、泌尿生殖道	<10	疏松的黏液样基质中可见细胞核拉长的特征性的梭形细胞
腺泡型（ARMS）	差	四肢、躯干	>10	网状的纤维血管结缔组织间隔内衬肿瘤细胞，通常是含有粗大染色质的单一小圆细胞
未分化型肉瘤（undifferentiated sarcoma）	差	四肢	>5	原始的、间叶细胞肉瘤，没有可分辨的结构 -通常靠排除法诊断 -不表达通常的免疫组织化学标志

胚胎型横纹肌肉瘤往往需要与其他恶性小圆细胞肿瘤（malignant small round cell tumor，MSRCT）如细胞黏液样脂肪肉瘤、婴幼儿色素性神经外胚层瘤、间叶性软骨肉瘤、神经母细胞癌、小细胞性骨肉瘤、淋巴瘤等进行鉴别，免疫组织化学染色通常可以帮助鉴定。几乎所有病例、不同类型的横纹肌肉瘤 Desmin 染色多为阳性[7]，故可以作为一种有效的筛选手段，但其他平滑肌来源的肿瘤也可呈阳性，更特异的是 myogenin 和 MyoD1[8]。

（二）横纹肌肉瘤的分子生物学

70%~80% 的 ARMS 患者中可以检测到位于 13 号染色的 *FOXO1* 基因与 2 号染色体上 *PAX3* 基因易位 [t(2；13)(q35；q14)]（60%），或与 1 号染色体的 *PAX7* 基因易位 [t(1；13)(p36；q14)]（20%），分别形成 *PAX3-FOXO1* 和 *PAX7-FOXO1* 融合基因。与 *PAX7* 基因有关的腺泡型横纹肌肉瘤多发生在年龄较小的患者，并且与更长的无病生存率相关联，往往预后较好；而与 *PAX3* 相关的患者往往年龄较大且更具侵袭性。根据这些研究结果，有学者提出了"腺泡型横纹肌肉瘤是由单一染色体重排引起"的假说。

胚胎型 RMS 缺乏特异性的遗传学改变，胚胎型 RMS 的染色体分析发现约 36% 的患者存在 11 号染色体短臂的缺失（11p15），提示该区域可能编码抑癌基因。文献报道的基因改变还包括 *MYCN*、*MDM2* *CDK4*、*IGF-R1* 基因表达的上调等。另外，胚胎型肿瘤患者，与 RAS 通路有关的基因如 *NRAS*、*KRAS* 和 *HRAS* 基因出现突变。但在腺泡型横纹肌肉瘤中没有发现 RAS 通路突变。

这些分子生物学的发现提示胚胎型和腺泡型 RMS 之间存在显著的不同，可能具有不同的细胞来源。分子诊断为横纹肌肉瘤的分类、临床治疗和预后评估提供了分子生物学标记。

（三）横纹肌肉瘤的临床分期和临床危险性分组

因与胆脂瘤中耳炎表现极为相似而易误诊。CT 和 MRI 有助于早期确诊、分期和制定治疗方案。以往治疗Ⅲ、Ⅳ期患者 5 年生存率仅为 7.6%，目前治疗Ⅲ、Ⅳ期患者 5 年生存率大于 80%。Ⅰ、Ⅱ期的 5 年生存率明显高于Ⅲ、Ⅳ期，故早期诊断和综合性治疗对预后至关重要（表 14-4）。

表 14-4 国际横纹肌肉瘤协作组制定的 RMS 的病理分期
（pathologic staging of the Intergroup Rhabdomyosarcoma Study Group）

肿瘤分类		描述
原发肿瘤	T_1	局限在原发部位
	T_{1a}	肿瘤直径 <5cm
	T_{1b}	肿瘤直径 ≥ 5cm
	T_2	扩展或浸润到周围组织
	T_{2a}	肿瘤直径 <5cm
	T_{2b}	肿瘤直径 ≥ 5cm
区域淋巴结	N_0	临床上没有淋巴结受累
	N_1	临床上淋巴结受累
	N_X	淋巴结状态未知
远处转移	M_0	不存在远处转移
	M_1	存在远处转移

表 14-5 是依据肿瘤的部位、大小、是否转移等提出的改良 TNM 分级的横纹肌肉瘤临床分期系统。

表 14-5 新发 RMS 患者根据发病部位改良的 TNM 临床分期系统
（site-modified TNM clinical staging system）

分期	部位	肿瘤	大小	淋巴结	转移情况
1	Favorable	T_1 或 T_2	a 或 b	N_0, N_1, 或 N_X	M_0
2	Unfavorable	T_1 或 T_2	A	N_0 或 N_X	M_0
3	Unfavorable	T_1 或 T_2	A	N1	M_0
3	Unfavorable	T_1 或 T_2	B	N_0, N_1, 或 N_X	M_0
4	Any	T_1 或 T_2	a 或 b	N_0 或 N_1	M_1

注：T_1= 肿瘤局限在原发解剖部位；T_2= 肿瘤侵犯周围的组织和结构；Favorable= 眼眶 / 眼睑，头颈部（不包括脑膜旁）生殖泌尿系统（不包括膀胱和前列腺）；Unfavorable= 膀胱、前列腺、四肢、脑膜旁、其他（躯干、腹膜后等）；a= 肿瘤直径 ≤ 5cm，b= 肿瘤直径 >5cm

鉴于 TNM 分期主要是基于临床和影像学资料，不能完全反映横纹肌肉瘤的危险因素和预后，国际横纹肌肉瘤协作组（intergroup rhabdomyosarcoma group, IRSG）根据肿瘤的手术情况和病理学证据、肿瘤的预后因素和疾病危险分期（rhabdomyosarcoma risk group），把横纹肌肉瘤患者分为 4 组（group），表 14-6 是前三届国际横纹肌肉瘤协作研究组使用的临床病理学分组方法，该系统主要依据的是初次手术切除的范围和切缘情况，能够反映肿瘤的预后[9]。

表 14-6　新发 RMS 病例手术 - 病理学临床分组系统
（surgico-pathologic clinical group system）

临床分组 clinical group	定义
I	完全切除，切缘阴性
II a	完全切除，切缘阳性
II b	完全切除，切缘阴性，切除淋巴结阳性
II c	完全切除，切缘阳性，切除淋巴结阳性
III	肿瘤残留（包括未切除的区域淋巴结）
IV	远处转移

2000 年之后，IRS 与其他儿科肿瘤研究小组合并成儿童肿瘤协作组（the Children's Oncology Group, COG），为便于比较，在此列出了 COG 对横纹肌肉瘤的临床危险性进行的分层分组的办法（表 14-7），该系统是确定横纹肌肉瘤放射治疗剂量的依据，详见儿童横纹肌肉瘤的治疗部分的表 14-8。

表 14-7　COG 临床危险性分组（clinical risk group）

组织学类型 （histologic subtype）	临床分组 （clinnical group）	临床分期 clinical stage	临床危险性分组 clinical risk group
胚胎型	I、II、III	1	低危险群
胚胎型	I、II	2、3	低危险群
胚胎型	III	2、3	中危险群
胚胎型	IV	4	高危险群
腺泡型	I、II、III	1、2、3	中危险群
腺泡型	IV	4	高危险群

（四）儿童横纹肌肉瘤的治疗

儿童横纹肌肉瘤的治疗以化学治疗为主，另外，根据肿瘤的部位和大小，往往需要联合手术和放射治疗。对怀疑为脑膜旁部位如颞骨横纹肌肉瘤的患儿，最紧要的不是立即手术，而是详细的影像学评估，选择合适的入路进行活检以便确诊病变并为综合治疗提供依据。

活检术可以经皮下穿刺、切开活检和肿瘤切除活检三种方式。对颞骨肿瘤而言，如果经外耳道取材，往往送检的是肉芽组织而难以定性。鼓膜完整时，通过鼓膜穿刺还会导致术后外耳道流水不止。推荐的办法是经耳后切口、乳突切除的方法，切除大部分肿瘤并送检，伤口愈合后也不会影响随后的辅助放射治疗。

局部控制肿瘤可以通过手术，也可以选择放射治疗。如果可能，应该首选手术切除肿瘤，但前提是切除后不会引起严重的功能障碍或导致毁容。

横纹肌肉瘤治疗失败的主要原因是局部复发，应该认识到外科手术在横纹肌肉瘤治疗中的作用有限，单靠手术无法治愈儿童脑膜旁部位横纹肌肉瘤。应避免冒险扩大手术，以免引起术后脑脊液漏、术腔感染等并发症，影响患儿的生活质量。没有证据显示与活检相比，肿瘤挖出（debulking surgery）会改善预后。初次手术术后镜下切缘残留，在化学治疗前再次手术如果能达到肿瘤全切，则有可能改善预后。

有研究表明只有 15% 的 Group I 患者能够做到肿瘤全切，故大部分病例都需要术后辅助性的放射治疗。对于镜下 / 肉眼残留、手术初治后，或者化学治疗后的病例，放射治疗都是局部控制的有效手段。完整切除的胚胎型横纹肌肉瘤不做放射治疗效果也很好。50% Group II 的患者局部复发是因为没有遵从指南或错过放射治疗。

国际横纹肌肉瘤协作研究组的早期病例中，绝大多数横纹肌肉瘤的患儿能够接受高达 6000Gy 剂量的放射治疗，虽然肿瘤局部控制率达到 85%~90%，但大剂量放射治疗不可避免的导致骨骼生长抑制、内分泌紊乱及继发性肿瘤等并发症的发生，严重影响儿童的生命质量。对于进展期病例，尤其是原发肿瘤不能扩大切除者，放射治疗是降低肿瘤局部复发的重要手段。

对儿童患者，应该使用三维治疗计划系统如适形放射治疗(conformal radiation therapy)、调强放射治疗（intensity-modulated radiation therapy，IMRT）、质子束治疗等技术，以减少正常组织的损伤。表 14-8 列出了横纹肌肉瘤患儿标准的放射治疗方案。放射治疗一般安排在化学治疗后的 1~3 个月，并且在 5~6 周内完成（每天 1.8Gy）。

对于脑膜旁区域的横纹肌肉瘤，术前应该进行增强的颅脑 MRI 检查，了解有无脑膜浸润、颅底骨质的破坏。由于部位的原因，这些区域的肿瘤无法完整切除，手术的作用仅限于活检、帮助明确诊断。另外，由于放射治疗的并发症，对 3 岁以下婴幼儿的治疗仍然面临挑战。对于不能接受手术的婴儿，较高剂量的放射治疗仍然是合适的，但要采用适形放射治疗和调强技术，以减少正常组织的损伤。

化学治疗是阻止横纹肌肉瘤进一步扩展的基本治疗，所有的横纹肌肉瘤患儿都应该接受化学治疗，化学治疗的强度和时程根据危险性分组（表 14-7）来定。化学治疗常用的药物包括达卡巴嗪（dacarbazine）、多柔比星（doxorubicin）、表柔比星（epirubicin）、吉西他滨（gemcitabine）、异环磷酰胺（fosfamide）等。另外，分子靶向药物如甲磺酸伊马替尼也被用来治疗 RMS，但疗效有待进一步评估。

表 14-8　COG 根据横纹肌肉瘤协作研究组、组织学和病变部位推荐的放射治疗剂量

分组		推荐的放射治疗剂量
Group I	胚胎型	不用放射治疗
	腺泡型	36Gy（化学治疗前），受累部位
Group II	N₀（术后镜下无残留）	36Gy（化学治疗前），受累部位
	N₁（切除淋巴结转移）	41.4Gy（化学治疗前），受累部位和淋巴结
Group III	包括眼眶和非眼眶内的肿瘤	50.4Gy，如果 36Gy 后肿瘤对化学治疗反应良好可以减量；对侵袭性的肿瘤不减量
Group IV		和其他组一样，但放射治疗要包括所有的转移灶（肺转移，年龄在 6 岁及以上，15Gy；6 岁以下 12Gy）

目前横纹肌肉瘤治疗的重点是同步放化疗，通过增加化学治疗强度而降低放射治疗剂量，同时采用新的、更为精确的放射治疗手段，既能取得良好的肿瘤局部控制，又能减少放射治疗的不良反应。

（五）横纹肌肉瘤的预后

横纹肌肉瘤对治疗的反应和预后差异很大，决定于组织的类型、发病的部位和肿瘤的范围。脑膜旁横纹肌肉瘤诊断时颅内扩散（intracranial extension，ICE）和脑神经受累是预后不良的高危因素。其他与预后不良相关的因素包括腺泡状型和淋巴结转移。采用手术、放化疗联合治疗的进步使局限性的肿瘤总的 5 年生存率达到 80%，但进展期的肿瘤，治疗的效果没有大的改观，5 年的无瘤生存率仍低于30%[10]。

【问题】

不定项选择题

1. 横纹肌肉瘤的基本病理类型有哪些？（　　　）

　　A. 胚胎型

　　B. 腺泡状

　　C. 葡萄状

　　D. 未分化型

　　E. 多形性

2. 脑膜旁区域是指：（　　　）

　　A. 鼻腔、鼻窦

　　B. 鞍旁

　　C. 颞下窝

　　D. 鼻咽

　　E. 中耳 – 乳突

3. 需要与颞骨横纹肌肉瘤鉴别的其他肿瘤包括：（　　　）

　　A. 嗜酸性肉芽肿

　　B. 朗格汉斯细胞组织细胞增生症

　　C. 恶性外耳道炎

　　D. 淋巴瘤

　　E. 胆脂瘤

4. 与腺泡型横纹肌肉瘤相关的基因突变是：（　　　）

　　A. *FOXO1* 与 *PAX3* 基因易位

　　B. *11p15* 的缺失

　　C. *FOXO1* 与 *PAX7* 基因易位

　　D. IGF2 转录活性增加

5. 手术在脑膜旁部位横纹肌肉瘤诊治中的作用是：（　　　）

　　A. 肿瘤的局部控制

B. 活检、明确诊断

C. 为完整切除肿瘤，切除受累的脑膜等组织

D. 对于无法完整切除的肿瘤，应该尽量挖出肿瘤、减少肿瘤体积，以提高放射治疗效果

6. 横纹肌肉瘤在组织学上要和下列哪些肿瘤进行鉴别：（　　）

A. 细胞黏液样脂肪肉瘤

B. 婴幼儿色素性神经外胚层瘤

C. 间叶性软骨肉瘤

D. 神经母细胞癌

E. 小细胞性骨肉瘤

F. 淋巴瘤

【文献及进一步阅读】

1. Gleissner B,Chamberlain MC.Neoplastic meningitis.Lancet Neurol,2006,5：443 - 452

2. Rubin E,Farber EL,eds.Pathology.Vol 1.Philadelphia：J.B.Lippincott Company,1994：1343-1344

3. Maurer HM,Beltangady M,Gehan EA,et al.The Intergroup Rhabdomyosarcoma Study I:a final report.Cancer,1988,61：209-220

4. Grundfast KM,Guarisco JL,Thomsen JR,et al.Diverse etiology of facial paralysis in children.Int J Pediatr Otorhinolaryngol,1990,19:223 - 239

5. Durve DV,Kanegaonkar RG,Albert D,et al.Paediatric rhabdomyosarcoma of the ear and temporal bone.Clin Otolaryngol,2004,29:32 - 37

6. Newton WA Jr,Gehan EA,Webber BL,et al.Classification of rhabdomyosarcomas and related sarcomas.Pathologic aspects and proposal for a new classification-an Intergroup Rhabdomyosarcoma Study.Cancer,1995,76(6):1073 - 1085

7. Qualman SJ,Coffin CM,Newton WA,et al.Intergroup Rhabdomyosarcoma Study：update for pathologists.Pediatr Dev Pathol,1998,1(6):550 - 561

8. Sebire NJ,Malone M.Myogenin and MyoD1 expression in paediatric rhabdomyosarcomas.J Clin Pathol, 2003,56(6):412 - 416

9. Donaldson SS,Mesa J,Breneman JC,et al.Results from the IRS-IV randomized trial of hyperfractionated radiotherapy in children with rhabdomyosarcoma-a report from the IRSG Int J Radiat Oncol Biol Phys,2001,51(3):718-728

10. Wharam MD Jr. Rhabdomyosarcoma of Parameningeal Sites. Semin Radiat Oncol,1997,7(3):212-216

（杨伟炎　张欣欣　韩维举　杨仕明）

15

右耳突发听
力下降9天

解放军总医院耳鼻咽喉
头颈外科

2011-10-12

病例讨论由耳内科（耳
四）病区提供病例

【关键词】

突发性特发性耳聋	sudden idiopathic hearing loss，sudden sensorineural hearing loss (SSHL)
糖尿病	diabetes mellitus，DM
溶栓治疗	thrombolytic therapy
血糖水平	blood glucose
临床实践指南	clinical practice guideline
补救治疗	salvage therapy
类固醇激素	Steroids
鼓室注射	intratympanic injection

【疾病分类及其他信息】

ICD-10	H91.2
ICD-9	388.2
NIDCD	sudden deafness steroid treatments equally effective against sudden deafness：www.nih.gov/researchmatters/june2011/06062011deafness.htm
eMedicine	article/856313
guideline	http：//www.guideline.gov/content.aspx?id=36054 https：//www.thieme-connect.com/DOI/DOI?10.1055/s-0031-1273721
MERCK manuals	sudden deafness

【病例资料】

患者王先生，55岁，汉族，北京市人，职业：公务员。以"右耳突发听力下降9天"之主诉入院。

患者于9天前办公室工作期间无明显诱因出现右侧耳鸣，呈持续性蝉鸣声，但未在意，随后接听电话时右耳听力明显不如左侧，但不伴头晕、头痛等。急诊就诊于区级医院，纯音测听示右耳听力下降，按"突发性聋"给予"银杏叶提取物""前列地尔"等药物及针灸治疗约6天，耳聋症状无改善。为求进一步诊治，前往市内一家三甲专科医院就诊，给予"泼尼松""血栓通注射液""马来酸桂哌齐特""鼠神经生长因子""丁咯地尔"等药物治疗3天，自觉耳鸣改善，音调变低，为持续"嗡嗡"样响，但听力仍无提高。为进一步诊治来我院，门诊以"突发性聋（右）"收住入院。

发病后患者无面瘫、眩晕、恶心及呕吐等。患者有高血压病史 14 年，口服厄贝沙坦/氢氯噻嗪(1 片/日) 控制血压，血压维持稳定。糖尿病病史多年，口服药物及皮下注射胰岛素治疗，自行监测血糖，效果欠佳，空腹血糖波动在 12~13mmol/L 左右，餐后血糖 18mmol/L 左右。无心脏病史、脑血管疾病史。

专科检查：双侧鼓膜完整，标志清。音叉试验（C_{256}）：WT 偏左，RT 左（＋），右耳不能引出。

【初步诊断】

突发性聋（右侧）

【实验室检查及解读】

血糖水平监测：图 15-1 为患者此次住院治疗前、后血糖水平监测的结果（D1 为本次住院开始时间）。

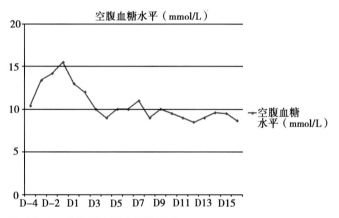

图 15-1　激素对血糖水平的影响

D1 为本次住院开始时间

患者外院口服激素导致血糖明显增高，且药物控制不理想，此次住院后改用激素鼓室注射给药，可见血糖逐步降低，血糖水平得到了有效的控制。

溶栓治疗的效果：图 15-2 为使用巴曲酶治疗前后血浆纤维蛋白原水平的监测，患者治疗前血浆纤维蛋白原 4.36g/L（本院正常值：2~4g/L），明显高于正常水平，是溶栓治疗的适应证，巴曲酶治疗后血浆纤维蛋白原水平明显降低（1.93g/L）。

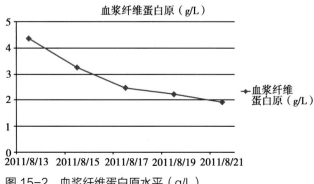

图 15-2　血浆纤维蛋白原水平（g/L）

【影像学及其他检查的解读 】

图 15-3 为治疗过程中多次纯音测听的结果（7 月 15 日、7 月 20 日、7 月 22 日、8 月 15 日）。可以看到治疗后听力逐渐恢复及听力改变的趋势。

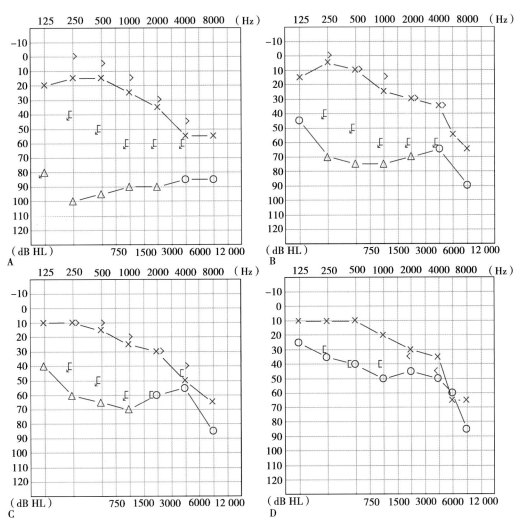

图 15-3 治疗过程中纯音测听结果

A~D 分别为 7 月 15 日、7 月 20 日、7 月 22 日、8 月 15 日四次纯音测听的结果

声导抗：双侧 A 型曲线。

ABR：V_5(R)：6.90ms；V_5(L)：5.92ms。

畸变产物耳声发射（DPOAE）：左侧 1.5kHz、8kHz 引出 DPOAE；右侧：各频率均未引出 DPOAE。

【诊断与鉴别诊断】

根据德国突发性聋诊疗指南（以下简称德国指南）的建议，需要与突发性聋鉴别的疾病多达 18 类，其中常见的包括病毒感染、多发性硬化、自身免疫性内耳病、肿瘤（听神经瘤、脑干及岩部肿瘤）、外淋巴漏、细菌性迷路炎、血流动力学方面的疾病、颈椎功能障碍等。

修订版的德国指南强调了突发性聋治疗的紧迫性，但越来越多的证据显示这种内耳功能障碍并非都是诊断和治疗上的急诊。

德国指南建议的基本检查包括详细的耳科查体、耳镜、音叉及听力学、前庭功能的检查，根据情况可能需要进行血脂、病原微生物的血清学检查以及针对肿瘤、颈椎病的 CT、MRI 检查。

结合本例患者，既往有高血压、糖尿病病史，并且控制欠佳，影像学排除了 CPA 及其他颅内肿瘤的可能，故拟诊断：①突发性聋（右）；②2 型糖尿病；③原发性高血压。

【治疗】

患者入院前虽然确诊为"突发性聋"，但治疗不系统，治疗 1 周听力没有明显改善；另外，患者有糖尿病、高血压病史，口服激素治疗后引起血糖升高。同时患者的血浆纤维蛋白原水平高（4.36g/L，正常 2~4g/L），根据德国指南，如果纤维蛋白原超过 3g/L（300mg/dl），就应该采用减低纤维蛋白原的治疗，本例患者治疗前血浆纤维蛋白原为 4.36g/L，高于德国标准，也高于正常值。故本病例使用了巴曲酶进行降纤治疗。

针对本例的特殊情况，首先应该控制血糖、稳定血压，在此基础上针对血管因素，给予改善微循环、溶栓和抗炎治疗，治疗分 2 个部分。

1. 控制血糖及血压　经内科会诊，先后使用阿卡波糖片、盐酸二甲双胍肠溶片、盐酸吡格列酮片、地特胰岛素注射液、精蛋白生物合成人胰岛素注射液、艾塞那肽注射液等血糖控制用药和降压药。

2. 改善微循环（前列地尔注射）、营养神经（腺苷钴胺、神经节苷脂）、溶栓（巴曲酶）、抗炎（七叶皂甙钠、甲泼尼龙）。

【最后诊断】

1. 突发性聋（右）；2. 2 型糖尿病；3. 原发性高血压

【预后和随访】

出院后定期随访听力变化，复查纯音测听。最后一次复查听力（2011-8-19），平均听阈从入院前的 90dB 提高到了 45dB 左右（图 15-4）。但与对侧相比，仍有 25~30dB 的差距。耳鸣逐渐变为低调，但仍为持续性。

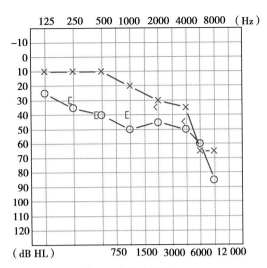

图 15-4　出院后听力复查结果

突发性聋预后不佳的因素包括：①年龄 <15 岁或 >65 岁；②伴有前庭症状；③对侧听力下降；④听力损失重。另外，患者的血糖水平、治疗开始的时间等都是影响预后的因素。

本例患者既往有高血压、糖尿病病史，此次发病患者听力损失重且对侧耳高频听力下降，经过挽救性治疗听力恢复到 45dB 已属不易。

目前困扰患者的是持续存在的耳鸣，为了掩蔽耳鸣和补偿双耳听力的不匹配，建议患者右耳佩戴助听器。

健康教育和进一步听力、耳鸣康复的建议：高血压和糖尿病为突发性聋的危险因素，此次治疗后应该教育患者坚持监测血糖和血压。

美国耳鼻咽喉头颈外科协会（AAO-HHSF）的指南强烈建议医师要教育突发性聋患者了解本病的自然史、药物治疗的风险和收益，以及现有治疗在效果上的有限性。患者应该至少随访 6 个月，并对听力没有完全恢复的患者介绍助听器及其他助听装置，对遗留耳鸣的患者也应该给予相应的指导和治疗。

【诊疗经验、教训与启示】

糖尿病为内分泌系统疾病，是全身代谢性疾病，可引起周围及中枢神经系统的病变，也可引起遍及大动脉、小动脉、静脉及毛细血管病变，使身体重要器官如脑、肾、心脏、眼底、内耳等受累。血管基底膜增厚是糖尿病微血管病变的病理特征，可影响耳蜗血管纹，血管纹不能再向毛细胞提供必需的代谢和营养物质，使内淋巴离子浓度改变。

糖尿病患者突发性聋听力的恢复与糖尿病控制情况有关，控制差者听力损失率高，即血糖愈高，神经功能缺损程度愈重，预后愈差。

全身使用激素会引起血糖升高，不利于突发性聋的治疗，故对糖尿病患者鼓室注射等局部给药方式可以避免激素的不良反应、提高内耳的药物浓度。

【相关知识及文献总结】

2005 年中华医学会耳鼻咽喉头颈外科分会《突发性聋的诊断和治疗指南》中将其定义为突然发生的，可在数分钟、数小时或 3 天以内出现的，原因不明的感音神经性聋，并至少在相连的 2 个频率听力下降 20dB 以上[1]。突发性聋病因中有部分是遗传性聋的首发表现，如大前庭水管综合征。部分听神经瘤亦以突发性聋来就诊，故突发性聋不是没有病因，而是依靠现有的医疗水平还不能找到明确的原因。

糖尿病是一种常见的遗传代谢性内分泌疾病，全世界有糖尿病患者 3.7 亿，我国的糖尿病患者已达 9200 万（国际糖尿病联盟，2010）[2]。世界卫生组织将糖尿病列为三大疑难病之一，糖尿病是一个危险因素多，发病机制复杂，病程伴随终身的慢性疾病。国外对糖尿病患者听力下降发生率流行病学调查结果多寡不一，糖尿病患者糖代谢紊乱可引起内耳疾病的概率是正常人的 2 倍多。国内随着对糖尿病的广泛重视和深入研究，糖尿病引起的听力损害报道逐年增多，对糖尿病患者并发的耳聋重视程度在逐渐提高，相关研究也在逐渐深入。糖尿病是一种代谢病，造成听力下降的发病机制及临床表现尚无统一的结论。

1857 年 Jordao 首次报道了糖尿病患者合并感音神经性聋的问题[3]。患者在糖尿病发展过程中，存在听力损害，但听觉器官的损害部位至今仍没确定，可能在耳蜗、听神经传导通路、脑皮层区域。故糖尿病引起的听力损失多为两侧对称性的感音神经性聋，可能是蜗性聋、蜗后性聋，或二者兼而有之，通常以缓慢进行性的高频听力下降为特点，偶以突发性聋的形式出现[4]。

糖尿病患者的听力减退与年龄增加密切相关，故需与老年性聋鉴别，而 2 型糖尿病也以中老年患者多见，这种联系使临床上很难对二者进行鉴别。但总的来说，糖尿病聋的发病年龄较提前，程度较重，进展速度较快。糖尿病聋严重程度与病程长短、血糖控制水平、血清肌酐的含量、视网膜改变和膝反射减弱程度成正比。

有学者发现糖尿病患者早期即可出现亚临床的听觉末梢器官的微小损害，以及听觉中枢和周围神经系统的功能障碍，对糖尿病患者耳蜗组织进行病理研究发现：血管纹毛细血管的管壁明显增厚、血管内皮细胞增生、透明变性、糖蛋白沉积、管腔狭窄等，影响耳蜗淋巴液的产生和吸收，导致内淋巴囊血管壁增厚，内淋巴中的毒性产物蓄积，损害细胞功能，影响了基底膜谐振和耳蜗螺旋器的结构和功能，从而导致听力减退。另外，神经外膜血管硬化，滋养神经的微血管受累，可引起第Ⅷ脑神经血管壁增厚、管腔狭窄，继而神经脱髓鞘，发生退行性变。此外，由于内耳动脉支皆为终末支，动脉之间无侧支循环，因此，当糖尿病并发症导致某一支动脉发生阻塞时，不能由其他动脉的血液给予补偿，从而影响内耳的血循环，使听力突然下降。

虽然糖尿病伴发突发性聋的发病机制尚不完全清楚，但以尿崩症、糖尿病、视神经萎缩、耳聋为特征的 Wolfram 综合征（Wolfram syndrome）与严重的先天性聋的联系已经明确[5]，该病与位于 4p16.1 的 wolframin（WFS1）基因突变有关，提示遗传因素在该病发病中的作用。

血液流变学的异常及血液中代谢产物的改变是引起神经损害的重要因素之一。糖尿病时血小板黏附和聚集能力增强，红细胞变形能力下降，血液中凝血物质增多，组织纤溶酶激活物减少及组织纤溶酶原抑制物增多等导致血液呈高凝状态，易于形成血栓，导致神经组织缺血、缺氧，同时高血糖环境使神经组织对缺血缺氧的敏感性增加。

糖尿病患者神经细胞内肌醇磷脂下降，造成神经传导速度减慢，同时还会引起锤骨、砧骨、镫骨关节硬化和镫骨肌病变。糖尿病的微血管病变能引起组织慢性缺血、缺氧，进而导致耳蜗神经继发性、退行性病变。

虽然目前糖尿病对听觉系统的影响的大多数研究仍然局限在少数病例，研究的水平仍然停留在临床特征的某一方面，对糖尿病引起的听力损害的病因及听力学临床特征尚需要进一步的探讨和研究，但临床上应尽早发现糖尿病患者的听力损害情况，从而进行早期干预，延缓糖尿病患者的疾病发展，这对改善糖尿病患者的生命质量有重要的意义。由于糖尿病耳聋的内耳病变的不可逆性，对于糖尿病患者除了着重控制血糖外，更应倡导避免一切加重内耳病理进程的其他因素，如耳毒性药物，噪声环境等。

突发性聋可以使用糖皮质激素进行治疗[6]。动物实验和临床均证实糖皮质激素对治疗内耳病变有良好的疗效。激素的给药方法有全身给药和局部给药，全身给药又分为口服和静脉给药两种方式。

德国标准用法是：3 天内口服泼尼松 250mg，如果有效，可以延长用药延长 2 天后停药。静脉给药可以选用地塞米松或甲泼尼龙。局部给药包括鼓室给药和耳后给药两种方式。耳后给药损伤轻、全身不良反应小，患者易接受。本例患者局部使用激素后，血糖、血压未见明显变化。

美国耳鼻咽喉头颈外科基金会（AAO-HNSF）于 2012 年 3 月初发布了突发性聋（sudden hearing loss，SHL）临床实践指南，该指南推荐的皮质类固醇激素治疗突发性聋的一般原则是：①皮质类固醇激素口服：发病后立即口服，最好在 14 天内，据报道 SSNHL 发生后 6 周以内也有效。泼尼松的剂量为 1mg/(kg·d)（最大剂量通常为 60mg/d），或甲泼尼龙 48mg/d，或地塞米松 10mg/d，全剂量 7~14 天，然后逐渐减量；②鼓室内皮质类固醇激素灌注：全身治疗失败后立即进行，地塞米松 24mg/ml、16mg/ml 或 10mg/ml，甲泼尼龙 40mg/ml 或 30mg/ml，每次注射 0.4~0.8ml 于中耳腔内，每 3~7 天注射 3~4 次。该指南并没有对糖尿病伴发突发性聋给出建议，但提到了激素的鼓室内给药（IT）罕有引起糖尿病患者血糖升高的现象，可以用于重症肌无力、白内障、青光眼等。鼓室内给药可以经圆窗膜直接进入内耳，使药物在内、外淋巴液中达到较高的药物浓度，同时避免了全身激素用药的不良反应，理论上是治疗内耳疾病安全有效的方法，可以作为糖尿病伴发突发性聋患者的治疗选择。美国耳鼻咽喉头颈外科基金会突发性聋诊疗指南也把鼓室内皮质类固醇激素灌注作推荐为初次治疗后患者听力未完全恢复的补救治疗（salvage therapy）措施[7]。

另一种方法是降低血浆黏稠度和纤维蛋白原浓度来改善血液的流动特性[8]。去除纤维蛋白原的药物有蛇毒，如巴曲酶等可以作为蛋白酶分解纤维蛋白原中的纤维蛋白肽 A。重度突发性聋可能是迷路动脉微血栓形成，建议使用纤溶药治疗。除了溶解血栓外还可以通过降低纤维蛋白原的水平来降低血液黏稠度。

银杏叶提取物（金纳多）是最常使用的用于治疗突发性聋和耳鸣的药物。Birks 等对该药的使用情况进行了多种分析，其主要的作用机制是改善血液流变和抗氧化作用，但具体的作用机制不明[9]。

Burschka 等比较了使用不同剂量金纳多的疗效，结论是使用大剂量金纳多治疗轻度的突发性聋和耳鸣时，由于其不良反应小，故可以用在糖尿病伴发突发性聋的患者中[10]。

【问题】

不定项选择题

1. 中华医学会耳鼻咽喉头颈外科分会《突发性聋的诊断和治疗指南》中将其定义的突发性聋是指：（　　　）

    A. 短期内出现

    B. 感音神经性聋

    C. 并至少在相连的 2 个频率出现听力下降

    D. 听力损伤在 20dB 以上

    E. 原因不明

2. 有关激素的描述哪些是正确的？（　　　）

    A. 引起糖耐量减退和糖尿病加重

    B. 并发感染

    C. 高血压患者禁忌使用

    D. 与胰岛素合用时，因可使糖尿病患者血糖升高，应适当调整降糖药剂量

    E. 上激素治疗可以减轻局部炎症渗出、水肿，减轻内耳损害

3. 有关突发性聋使用降低纤维蛋白原治疗的说法哪项是正确的？（　　　）

    A. 血浆纤维蛋白原超过 3g/L，就应该采用减低降低纤维蛋白原的治疗

    B. 血浆纤维蛋白原低于 8g/L，治疗有效但须延后给药时间

    C. 血浆纤维蛋白原低于 6g/L，应该停药并密切观察

    D. 首次使用血浆纤维蛋白原低于 1g/L，应终止给药，并采取输血或其他措施

4. 突发性聋需要鉴别的疾病包括：（　　　）

    A. 病毒感染

    B. 多发性硬化

    C. 自身免疫性内耳病

    D. 肿瘤（听神经瘤、脑干及岩部肿瘤）

    E. 细菌性迷路炎

    F. 外淋巴漏

5. 高压氧对突发性聋的治疗存在争议，德国与美国指南的共同点是：（　　　）

    A. 药物治疗无效时，如果突发性聋发病不超过 3 个月，可以进行高压氧治疗

    B. 高压氧治疗与改善微循环药物、糖皮质激素、神经营养药、抗病毒配合使用

    C. 高压混合氧优于常规的高压氧治疗

    D. 建议高压氧作为突发性耳聋的初治选择

【文献及进一步阅读】

1. 中华医学会耳鼻咽喉头颈外科分会，中华耳鼻咽喉头颈外科杂志编辑委员会. 突

发性聋的诊断和治疗指南（2005 年，济南）.中华耳鼻咽喉头颈外科杂志,2006,41：325

2. The International Diabetes Federation(IDF):http://www.idf.org

3. Jordao AMD.Consideration sur un cas du diabete.Union Medicale du Paris.1857, 11:446

4. Fukushima H,Cureoglu S,Schachern PA,et al.Cochlear changes in patient s with type 1 diabetes mellitus.Otolaryngol Head Neck Surg,2005,133(1):100-106

5. Guillausseau PJ,Massin P,Dubois-LaForgue D,et al.Maternally inherited diabetes and deafness:a multicenter study.Ann Intern Med,2001,134(9 Pt 1): 721-728

6. Piccirillo JF.Steroids for Idiopathic Sudden Sensorineural Hearing Loss Some Questions Answered,Others Remain.JAMA,2011,305(20):2114-2115

7. Slachler RJ,Chandrasekhar SS,Archer SM,et al. Clinical practice guideline : sudden hearing loss. Otolaryngol Head Neck Surg,2012,146:S1-35

8. Suzuki H,Furukawa M,Kumagai M,et al.Defibrinogenation therapy for idiopathic sudden sensorineural hearing loss in comparison with high-dose steroid therapy.Acta Otolaryngol,2003,123:46-50

9. Birks J,Grimley EV,Van DM.Ginkgo biloba for cognitive impairment and dementia.Cochrane Database Syst Rev,2002, (4):CD003120

10. Burschka MA,Hassan HA,Reineke T,et al.Effect of treatment with Ginkgo biloba extract EGb 761(oral)on unilateral idiopathic sudden hearing loss in a prospective randomized double-blind study of 106 outpatients.Eur Arch Otorhinolaryngol,2001,258:213-219

（王大勇　熊文萍　吴子明　王秋菊）

16

眩晕反复发作 2 周

解放军总医院耳鼻咽喉 –
头颈外科

2011-11-23

病例讨论

由耳内科（耳四）病区
提供病例

【关键词】

中枢性眩晕	central vertigo
周围性眩晕	peripheral vertigo
晕厥	syncope
阿 -斯综合征	Adams-Stokes syndrome
延髓背外侧综合征 / Wallenberg 综合征	lateral medullary syndrome / Wallenberg syndrome
后循环缺血	posterior circulation ischemia
椎 -基底动脉系统短暂性脑缺血发作	transient ischemic attacks（TIA）of the vertebro-basilar system.
心源性晕厥	cardiac syncope
前庭神经元炎	vestibular neuritis
梅尼埃病	Meniere disease

【疾病分类及其他信息】

DiseasesDB	12443，29286
ICD-10	H81，R42，I45.9
ICD-9	438.85，780.4
eMedicine	article/794789
	article/1159385
vestibular disorders association	http：//vestibular.org/node/2
guideline	evaluation of vertigo in the adult patient（www.guideline.gov）
	ACR appropriateness criteria® hearing loss and/or vertigo（www.guideline.gov）
	task force for the diagnosis and management of syncope of the European society of cardiology（//www.idealibrary.com）

【简要病史】

患者徐女士，63 岁，汉族，山东日照人，以"眩晕反复发作 2 周"急诊入院。

患者 2 周前生气后出现眩晕、视物旋转并伴恶心，持续约半小时，静卧休息后缓解。第二天晨起后上述症状再次出现并加重，伴发呕吐，眩晕呈持续性，不伴耳鸣、耳闷、听力下降，与体位变化无明显关系。当地医院就诊，头颅 MRI 检查提示"右侧基底节区软化灶、左侧放射冠区缺血灶"，

MRA 提示"右侧椎动脉颅内段未显影",遂按"前庭神经元炎"收治 9 天,但病情无好转。1 周前症状进一步加重,并出现视物重影、咽喉堵塞感,在当地医院按"椎基底动脉供血不足?"继续治疗效果欠佳。2 天前来我院急诊科就诊,按"眩晕待查"接诊,给予"异丙嗪、长春西丁、甲氧氯普胺、倍他司汀"等对症治疗,症状稍好转,后经院内联合会诊后转入耳鼻咽喉头颈外科,我科以"眩晕待查,椎基底动脉供血不足?"的初步诊断收入院。5 年前因外伤致"蛛网膜下腔出血",非手术治疗后痊愈。无心脏病史、高血压、糖尿病、精神疾病史。

专科查体:发现患者表情淡漠,站立向右侧倾倒(睁眼),双眼可见粗大水平性自发眼震,方向随眼位改变而改变,各组脑神经检查未见异常,耳鼻咽喉专科检查未见异常。

【初步诊断】

眩晕待查:椎基底动脉供血不足?

【影像学及其他检查的解读】

本例患者发病以来,在院外和我院进行了详细的听力学检查、前庭功能、影像学和血管造影检查,并多次行常规心电图检查,除了一些老年性的改变如缺血灶、右侧椎动脉显影较差、颈部血管动脉硬化、心肌缺血外,前庭功能、听力学都没有特征性的改变,虽然本院 2011 年 11 月 11 日的颅脑 MRI 显示"延髓背侧可见小片状稍长 T_2 信号,DW 呈稍高信号",提示"亚急性梗死",或者"脱髓鞘疾病",本例患者的诊断还是很难确定。下面列出患者入院前后主要的听力学、前庭功能、影像学和血管造影检查结果供参考(图 16-1)。

头颅 MRI(2011-10-30,日照市人民医院):右基底节区软化灶,左放射冠区缺血灶。

颅脑 MRA(2011-10-30,日照市人民医院):右椎动脉颅内段未显影,右 A1 段,左 M2 段局限性狭窄。

颈椎 MRI(2011-10-30,日照市人民医院):颈 3~4、5~6、颈 7~ 胸 1 椎间盘突出,符合颈椎退行性改变。

前庭功能(2011-11-09,解放军总医院):无自发性眼震。

前庭诱发的肌源性电位(VEMP)(交替相位短声,100dBnHL):双侧未见分化明显的 VEMP 波。

ABR 潜伏期(2011-11-09,解放军总医院):左侧 V_5:5.72ms,右侧 V_5:5.55ms。

高刺激率 ABR(2011-11-09,解放军总医院):左侧 Δ I-V:0.22ms;右侧 Δ I-V:0.03ms。

DPOAE(2011-11-09,解放军总医院):左侧各频率均未引出 DPOAE;右侧 2~3.2kHz 引出有意义的 DPOAE。

颅脑 MRI(2011-11-11,解放军总医院):延髓背侧可见小片状稍长 T_2 信号,考虑亚急性梗死可能性大。

颅脑 MRA(2011-11-10,解放军总医院):右侧椎动脉显影差。

纯音测听(2011-11-08,解放军总医院):左耳轻度听力损失,右耳大致正常。

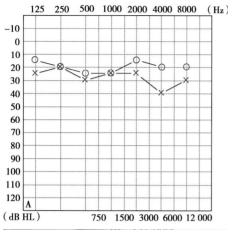

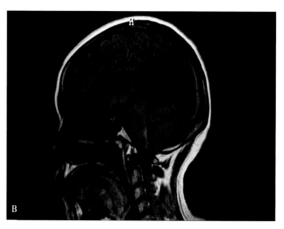

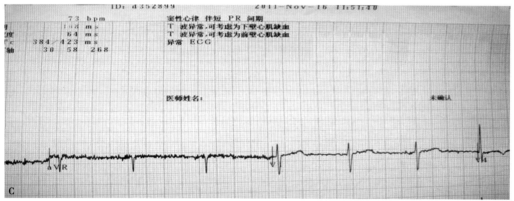

图 16-1　纯音测听、颅脑 MRI 和心电图检查结果

言语识别率（2011-11-08，解放军总医院）：左耳 30%，右耳 21%。

颈动脉超声（2011-11-15，解放军总医院）：双侧颈动脉硬化伴斑块形成，颈部椎动脉未见异常。

心电图（2011-11-16）：①窦性心律，伴短 PR 间期；②T 波异常，考虑为下壁心肌缺血；③T 波异常，考虑为前壁心肌缺血。

主动脉弓、全脑血管造影术（2011-12-28，解放军总医院）：左侧椎动脉纤细，充盈尚可，符合动脉硬化表现。

【诊断与鉴别诊断】

该患者以"发作性眩晕"为首发症状，并伴有意识障碍。发作性意识丧失不是周围性前庭症状，如果突然出现，没有任何先驱症状，常常提示癫痫发作。但除了癫痫发作，本例患者还需要排除下列疾病。

1.后循环缺血　后循环缺血（posterior circulation ischemia，PCI）是常见的缺血性脑血管病，PCI 包括后循环的短暂性脑缺血发作（TIA）（即经典的 VBI）和脑梗死，约占缺血性卒中的 20%，其主要病因是动脉粥样硬化。常见的 PCI 类型包括 TIA、小脑梗死、延髓外侧综合征、基底动脉尖综合征、大脑后动脉梗死、韦伯综合征、闭锁综合征等。PWI/DWI、CTP（CT 灌注成像）、MRA、TCD、DSA、SPECT 等检查能发现和明确颅内外大血管病变，有助于 PCI 的诊断。

2. 椎 - 基底动脉系统一过性脑缺血　椎 - 基底动脉系统一过性脑缺血（transient ischemic attacks of the vertebro- basilar system）的眩晕常伴有其他神经系统症状，如复视、吞咽困难、发音困难、枕部头痛和其他的运动、感觉障碍。CT 或 MRI 检查大多正常，部分发作超过 60 分钟的病例弥散加权 MRI 上可以显示片状缺血区。CTA、MRA 及 DSA 检查可见血管狭窄、动脉粥样硬化斑块。TCD 检查可以发现颅内动脉狭窄，并对血流状况进行评估。中老年患者突然出现局灶性脑功能损伤的症状，符合椎基底动脉及其分支缺血表现、并在短时间内症状完全恢复者（1 小时以内），怀疑为 TIA。椎基底动脉系统的 TIA 很少出现孤立的眩晕、耳鸣、恶心、晕厥、头痛、尿便失禁、嗜睡或癫痫等症状，常常合并其他脑干或大脑后动脉供血区缺血的症状或体征。

怀疑后循环缺血的患者，应该确认是否存在血管性危险因素，重视脑神经和共济运动的检查，对以眩晕为主诉者，一定要进行 Dix-Hallpike 检查，以排除良性阵发性位置性眩晕（BPPV）。

3. 心源性晕厥　心源性晕厥（cardiac syncope）是由低灌注引起的晕厥、阿 - 斯综合征、严重的心律失常如室上性心动过速、多源性室性期前收缩、室性心动过速或心室颤动、病态窦房结综合征等，可因阵发性全脑供血不足出现头晕、晕倒和意识丧失，但常缺乏神经系统局灶性症状和体征，动态心电图监测、超声心动图检查常有异常发现。文献有心源性晕厥被误诊为癫痫的报道。

4. 梅尼埃病　典型的梅尼埃病（Meniere's disease）指发作性的眩晕、恶心、呕吐，伴耳鸣、耳闷胀感，除眼震外无其他神经系统定位体征。前庭功能检查如眼震电图可以帮助诊断。本例眩晕虽然为发作性，但无耳部症状且反复出现发作性晕厥，眼震也不符合周围性眩晕的特点，故可排除。

5. 延髓背外侧综合征　本例出现前庭神经核损害的症状如眩晕、恶心、呕吐及眼震，查体发现"双眼粗大水平性自发性眼震，方向随眼位改变而改变"，符合中枢性眼震的特点，可以排除常见引起周围性眩晕的前庭系统疾病，结合磁共振所见，考虑为"延髓背外侧综合征（lateral medullary syndrome）"。但患者入院后反复出现发作性、短暂性意识丧失、抽搐伴小便失禁，无法用"延髓背外侧综合征"来解释，这也是神经内科初次会诊考虑"癫痫发作"的原因。

6. 阿 - 斯综合征　阿 - 斯综合征（Adams-Stokes syndrome）的临床表现为短暂意识丧失、面色苍白、发绀、血压下降、大小便失禁、晕厥、抽搐，心音及脉搏消失，血压测不出，瞳孔散大，反射消失等。然而窦性静止、室性心动过速、心室颤动或严重窦性心动过缓等现象多于夜间熟睡时发作，无即时心电图证据。

虽然本例患者多次常规心电图仅有 T 波的改变，接诊医师对动态心电图记录到的窦性心动过缓认识不足，仅凭癫痫样动作、脑电图有轻度异常和颅脑外伤史便拟诊癫痫。转入神经内科后监护仪记录到心室扑动及心脏停搏，明确了阿 - 斯综合征的诊断，排除了癫痫发作。

7. 其他疾病　另外，引起眩晕的疾病多样、病情复杂，还需要与其他疾病如颅内肿瘤、脓肿、脑内寄生虫等疾病进行鉴别，这些病变也可出现短暂性、局限性的脑功能缺失，通常颅脑的 MRI 检查即可排除相关的疾病。

【治疗】

患者入院后在耳鼻咽喉头颈外科按"眩晕、椎基底动脉供血不足？"给予"改善微循环、镇吐、补充电解质"等治疗，入院后第 2 天出现一过性意识丧失，伴抽搐、四肢僵硬、口吐白沫等，持续数分钟后自行缓解，之后多次出现、抽搐、小便失禁、意识丧失，之后2次无明显诱因出现晕厥发作，每次持续1~2分钟。入院后第3天前庭症状缓解，但仍有复视，并出现发音含糊。颅脑磁共振检查提示：延髓背侧小片状异常信号，考虑为"延髓亚急性梗死"。神经内科会诊，拟诊断"延髓梗死、继发性癫痫、椎基底动脉供血不足？"并转入神经内科治疗。

患者转入神经内科给予抗血小板聚集、改善循环等治疗，期间仍间断出现晕厥，心电监护显示心律最低到32次/分，每次发作症状持续10秒左右自行缓解。心电图显示"T波异常，提示前壁、下壁心肌缺血"（图16-2），经心内科会诊后再次以"阿–斯综合征"之诊断转入心内科救治。

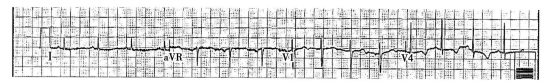

图16-2　心电图检查结果（本院，2011-11-15）

T波异常，下壁、前侧壁缺血

患者于2011-11-16在心内科急诊行"永久起搏器植入术"，术后未再出现晕厥、抽搐，心率72次/分，血压125/70mmHg，术后10天康复出院（图16-3）。

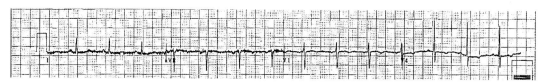

图16-3　心电图（解放军总医院，2011-11-17，起搏器植入术后）

本例病情复杂，涉及多个学科，虽然最初以"眩晕"首诊于耳鼻咽喉头颈外科，但根据病史、影像学特征及病情的演变，推测患者因为缓慢型心律失常、严重心动过缓导致阿–斯综合征，引起发作性的晕厥、小便失禁，而严重的脑缺血、缺氧导致延髓梗死的发生，继而引起眩晕、眼震、构音、吞咽困难。

【最后诊断】

1.阿–斯综合征（Adams-Stokes syndrome）；2.缓慢型心律失常；3.延髓背外侧综合征，脱髓鞘？多发性硬化？　4.永久性起搏器植入术后

【预后与随访】

患者出院后起搏器工作正常，一般情况良好，未发生晕厥等症状，心率、血压稳定。

患者2011-11-29再次因"头晕、吞咽困难、言语不利、腿痛"等症状入我院神经内科，按"脑干梗死、左小腿内侧浅静脉血栓形成、心脏起搏器植入术后"，给予抗凝、改善循环、营养神经等治疗44天，患者头晕、面部麻木等症状减轻，站立及行走时仍向一侧歪斜。

2014-9月最后一次电话随访，患者未再出现晕厥发作，头晕、吞咽困难和构音等症状，但1年前逐渐出现四肢松弛性瘫痪，目前卧病在床。当地医院（神经内科）推测为多发性硬化（multiple sclerosis，MS），或吉兰-巴雷综合征（Guillain-Barre snydrome，GBS），由于安装了起搏器的原因，患者无法进行MRI检查，确切病因无法确定。

【诊疗经验、教训与启示】

本例患者以"眩晕"为首发症状，曾辗转于当地医院和我院急诊科、耳鼻咽喉头颈外科、神经内科、心内科进行救治，最终得到明确诊断和有效治疗。

回顾分析该患者的就医过程和诊断经过，不难看出院外首诊医师和我院急诊医师未能区分患者是周围性抑或中枢性眩晕，也没有进一步查找可能的原因，只是按"眩晕"的一般处理原则给予对症处理。因为患者的晕厥为发作性，多次常规心电图检查也没有抓到特异性的改变，但考虑到心源性晕厥的可能，患者应该进行心电监测，或动态心电图检查以帮助诊断。

在很多医师的诊断思维中，一出现"眩晕"就会首先考虑耳源性疾病，而忽略了中枢性眩晕和其他引起眩晕的少见原因，如本例的心血管因素。

【相关知识及文献总结】

1. 眩晕　眩晕（vertigo）是一种运动性和位置性的幻觉，另外眩晕只是一个症状，而非诊断。前庭系统眩晕由迷路、前庭神经、位于脑干的中枢前庭结构的破坏或功能不良导致的前庭系统的非对称性引起。引起周围性眩晕的原因包括良性位置性眩晕、梅尼埃病、前庭神经元炎、耳带状疱疹、外淋巴瘘、半规管裂综合征、听神经瘤、中耳炎等。阵发性、周期性或者严重的眩晕发作而间歇期又恢复正常者多为周围性病因。引起中枢性眩晕的疾病包括偏头痛性眩晕、脑干缺血（后循环缺血、Wallenberg综合征、旋转性椎动脉闭塞综合征）、小脑梗死和出血、Chiari畸形、多发性硬化、阵发性共济失调、小脑脑桥角肿瘤等；持续性眩晕或者平衡障碍伴有眼球震颤与步态障碍时往往是中枢性病变。混合性眩晕包括氨基糖苷类药物中毒和其他药物的影响等。

2. 晕厥　晕厥（syncope）是一过性全脑低灌注导致的一过性意识丧失（transient loss of consciousness，T-LOC），以速发、短暂持续和自发性完全恢复为特点，可分为三类：①反射性晕厥，包括迷走神经反射性晕厥、体位反射性晕厥、颈动脉窦晕厥以及非典型形式的晕厥（没有典型的触发因素或表现形式不典型）；②直立性低血压晕厥，包括原发性自动调节失败、继发性自动调节失败、药物诱发的体位性低血压和容量缺失；③心源性晕厥，包括心律失常诱发和结构性心脏病诱发等。

晕厥中最常见的类型是反射性晕厥，约占全部晕厥患者的 58%；心源性晕厥约占 8%~39%，但预后最不好的是心源性晕厥。晕厥发作期间，心率在 150 次/min 以上，提示异位心律，心率 40 次/min 以下，提示完全性房室传导阻滞。

3. 延髓背外侧综合征　延髓背外侧综合征（lateral medullary syndrome, LMS），又称 Wallenberg 综合征，是一组因小脑后下动脉（osterior inferior cerebellar artery, PICA）或椎动脉（vertebral artery, VA）闭塞引起的临床综合征。其最常见原因为动脉粥样硬化，其次尚有动脉瘤、结缔组织疾病以及先天发育畸形等。延髓背外侧综合征经典 5 大症状：①眩晕、恶心、呕吐伴眼震（前庭神经核受损）；②吞咽困难、声音嘶哑、饮水呛咳、病侧软腭麻痹以及该侧咽反射减弱（疑核受损）；③同侧面部及对侧躯体痛觉、温度觉减退或消失（三叉神经脊束核及脊髓丘脑束受损）；④同侧 Horner 征（交感神经通路受损）；⑤同侧小脑性共济失调（小脑下脚、脊髓小脑后束受损）。另外，文献报道 LMS 有认知功能障碍及复视等罕见症状。延髓背外侧综合征的治疗包括综合治疗和特殊治疗，特殊治疗包括超早期溶栓、抗血小板、抗凝、降纤及保护脑细胞等治疗。延髓背外侧综合征的预后决定于脑干梗死的位置和范围。

4. 阿－斯综合征　阿－斯综合征（Adams-Stokes syndrome）即心源性晕厥（cardiogenic syncope）、心源性脑缺血综合征，是由于严重心动过缓，严重快速性心律失常或某部位梗阻而使心排血量显著减少，引发急性脑缺血、缺氧的一组临床综合征。本例即为缓慢型心律失常引起的心源性晕厥发作，缓慢型心律失常见于各种器质性心脏病者，如急性心肌炎、急性心肌梗死各型心肌病、先天性心脏病、病态窦房结综合征、高度或完全性房室传导阻滞。广义上说，阿－斯综合征是指任何原因的心排出量突然锐减而引起的急性脑缺血综合征。阿－斯综合征症状轻者仅头晕、短暂眼前黑矇，重者有晕厥发作或抽搐，主要取决于脑缺血时间和程度。晕厥发作时间通常 < 30s，是心源性晕厥的特征，患者还可以出现大小便失禁、心音及脉搏消失，血压下降甚至测不出。阿－斯综合征的诊断依靠典型的病史和诱发试验，连续心电监护或 24 小时动态心电图记录可了解心律失常的情况及与晕厥的关系。脑电图检查可鉴别晕厥和癫痫，即使是在发作间期，约 40%~80% 癫痫患者脑电图显示异常，而晕厥患者的脑电图检查则总是正常的。

为了便于眩晕和晕厥相关患者诊治，以下列出了头晕和晕厥的诊断流程图（图 16-4、图 16-5）。

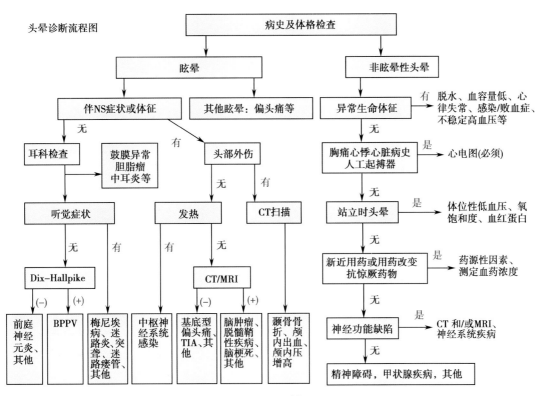

图 16-4 头晕诊断流程图（头晕诊断流程建议专家组）[1]

引自：头晕诊断流程建议专家组，头晕的诊断流程建议，中华内科杂志，2009,48:435-437

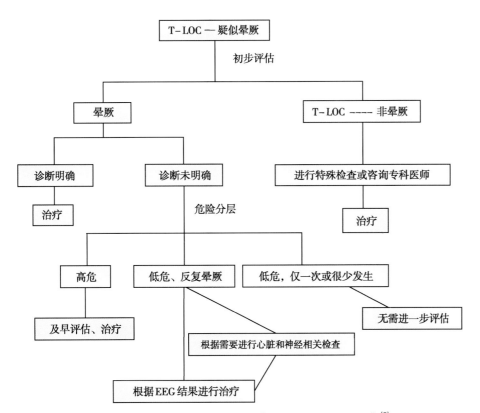

图 16-5 一过性意识丧失和晕厥的诊断流程图《晕厥诊断和治疗指南》[2]

注：根据欧洲心脏病学会（ESC）晕厥诊断与治疗工作组（task force for the diagnosis and management of syncope of the European society of cardiology）2009 年更新的《晕厥诊断和治疗指南》绘制

【问题】

不定项选择题

1. 伴有眩晕的常见疾病包括：（　　　）

   A.BPPV

   B. 梅尼埃病

   C. 前庭神经元炎

   D. 迷路炎

   E. 前庭性偏头痛

2. 不伴有外伤、发热但有神经系统症状的眩晕需要考虑下列哪些疾病：（　　　）

   A. 偏头痛

   B.TIA

   C.CPA 肿瘤

   D. 岩部胆脂瘤

   E. 脑梗死

3. 中枢性眩晕的正确描述是：（　　　）

   A. 小脑和脑干损伤引起

   B. 伴有复视、构音不清等神经损害症状

   C. 垂直或旋转性眼震

   D. 常常为不稳感

   E. 恶心等症状较轻

4. 维持人体平衡的"平衡三联"指：（　　　）

   A. 视觉

   B. 本体感觉

   C. 边缘系统

   D. 前庭系统

5. 中枢前庭病变包括：（　　　）

   A. 小脑脓肿

   B. 偏头痛

   C. 后循环不足

   D. 脑干梗死

   E. 颞叶癫痫

【文献及进一步阅读】

1. 头晕诊断流程建议专家组 . 头晕的诊断流程建议 . 中华内科学杂志,2009,48：435-437

2. Guidelines for the diagnosis and management of syncope(version 2009). European Heart Journal,2009,30:2631-2671

（王大勇　吴子明　王秋菊）

17

咽喉疼痛1周，发热、呼吸困难4天，颈部肿痛2天

解放军总医院耳鼻咽喉－头颈外科

2010-12-15

病例讨论

由咽喉（耳六）病区提供病例

【关键词】

颈深部间隙感染	deep neck space infection, DNI
下咽异物	foreign bodies of hypopharynx
厌氧菌	anaerobes
牙源性	odontogenic
蜂窝织炎	cellulitis
脓肿	abscess

【疾病分类及其他信息】

eMedicine	article/837048
international union of immunological societies	http://www.iuisonline.org/iuis/
Baylor college of medicine	deep space neck infections: www.bcm.edu/departments/otolaryngology/education/grand-rounds/deep-space-neck-infections

【简要病史】

患者张先生，28岁，汉族，河北张家口人。以"咽喉疼痛1周，发热、呼吸困难4天，颈部肿痛2天"主诉入院。

患者于1周前进食"鸡脖子"后出现咽喉痛，伴有异物感。第二天疼痛加重并出现声音嘶哑，在当地诊所按"急性咽喉炎"给予抗炎治疗（用药不详），症状无好转，第三天疼痛加剧，伴有呼吸困难、饮水疼痛、吞咽困难、饮水呛咳，再次在当地诊所治疗（补液、抗炎，用药不详），期间出现发热（最高体温38.0℃）。3天前自觉咽喉部异物感稍减轻，呼吸困难稍缓解，但疼痛加重并出现左颈部肿胀，遂来我院，门诊以"二度呼吸困难，颈深部感染"收入院。就诊时精神状态欠佳，一般情况差，无法进食。既往史、个人史无特殊。

专科查体：颈部肿胀，触痛明显，皮温高，触之有皮下气肿，左侧明显（详见外观像）。喉镜检查见左侧杓状软骨区有新生物，表面覆盖白色假膜，左侧声带活动差，双侧梨状窝未见异常（详见喉镜检查）。

【初步诊断】

1. 二度呼吸困难；2.颈深部感染

【实验室检查及解读】

血常规（2010-12-14）：白细胞计数 16.05×10⁹/L，中性粒细胞 0.942，C反应蛋白测定 205mg/L。白细胞增高与病变的发展和脓肿的形成相关，随着脓肿的形成和引流，白细胞计数应该逐渐恢复正常。

【影像学及其他检查解读】

本例患者术前的外观像、喉镜及影像学结果，如图 17-1 所示。

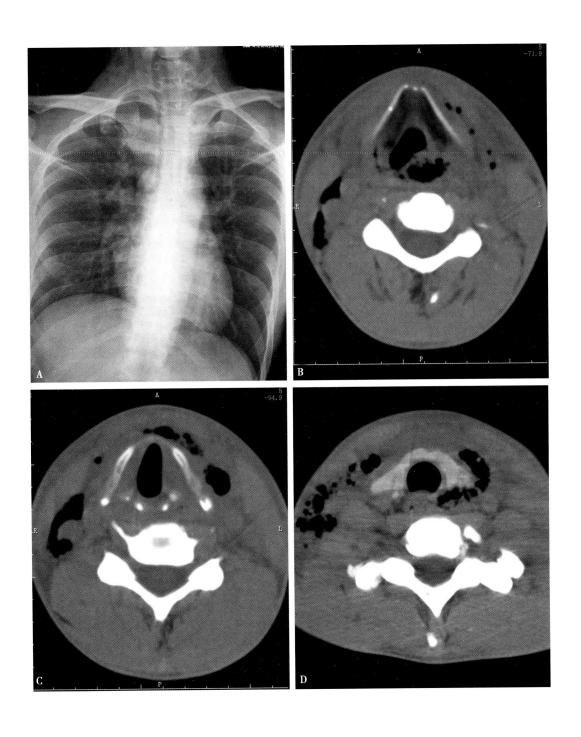

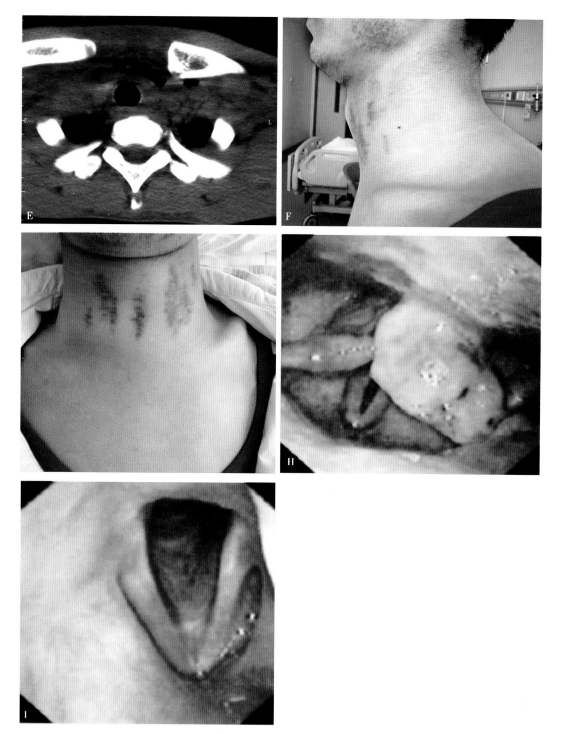

图 17-1 术前外观像、电子喉镜、胸片及颈部 CT 检查结果

A. X 线胸片（2011-12-14）：颈部积气、变宽；上纵隔稍增宽，有阴影　B~E. 颈部 CT 平扫（2010-12-14）：双侧颈部深层胸锁乳突肌内侧、气管前、甲状腺周围、甲状软骨前、会厌间隙可见气体影　F 和 G. 颈部外观像：颈部肿胀，触痛明显，皮温稍高，正中有皮下纵行瘀斑，右侧颈部皮肤可触及捻发感　H 和 I. 电子喉镜：左侧杓状软骨表面大量假膜附着；右侧杓状软骨黏膜光滑，活动正常；双声带未见异常突起，左侧活动变差，声门下及双侧梨状窝未见异常

　　影像学检查显示：甲状软骨及会厌前方、左侧甲状软骨板周围、环状软骨及甲状腺周围、上纵隔积气。但由于脓液密度与周围组织相同，CT 并未显示积液征象。

【诊断与鉴别诊断】

由于临床表现多样和潜在的严重并发症，颈深部间隙的感染与其他部位的感染性疾病不同，颈部解剖结构的复杂性加重了颈深部间隙感染早期诊断的难度，而延误诊断和治疗常常导致严重的并发症，如气道阻塞。

病史询问、体格检查、实验室检查及影像学检查都能为该病的诊断提供重要的线索。在该病的诊断过程中，气道状态的评估是第一位的；其次是找到潜在的感染源，如扁桃体炎、牙源性的疾病、头颈部的外伤，以及本例的异物史。本病的危险因素还包括糖尿病、激素、化学治疗及其他免疫功能不全的状态。积极处理原发病可以减少并发症的发生，针对本例患者，需要排除下咽或颈段食管异物存在的可能。

根据病史和各项检查的结果，本例的诊断如下：1. 下咽－梨状窝异物？ 2. 颈深部间隙感染；3. 二度呼吸困难。

【治疗】

根据病情发展和影像学检查所见，本例在治疗上首先要确保气道的畅通，在颈深部间隙及上纵隔脓肿彻底引流的基础上，还需要去除病因，确认下咽及食管入口有无异物残留，有无下咽、梨状窝、食管入口处黏膜缺损或穿孔。

首先在局部麻醉下行气管切开，直达喉镜和硬质食管镜下探查下咽、梨状窝和食管入口，术中见左侧杓状软骨外侧、梨状窝内侧黏膜破溃，表面覆盖灰白色假膜，触之易出血，清理后未见异物存留，左侧声带活动差。颈前带状肌深面可见大量淡黄色、稀薄脓液，脓腔向上至双侧甲状软骨板外侧上缘，向下至颈根部、胸骨切迹后缘向下约3cm，共排除脓性液体约150ml。术后双侧颈部、颈根部及上纵隔处各放置负压引流管1根。术后经胃管鼻饲饮食。术后送检的脓液未培养出细菌。

患者术后前3天仍有发热（最高38.3℃），术后3天后体温降至正常，血象恢复正常。颈部引流管术后第3天开始变清亮；术后第5天颈部肿胀明显减轻，术后7天拔出颈部引流管，10天拆线。术后11天、26天行颈部CT和纤维喉镜检查，见恢复良好（图17-2）。

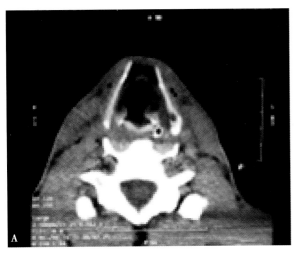
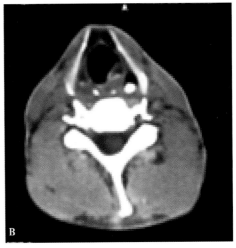

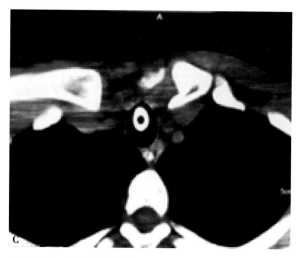
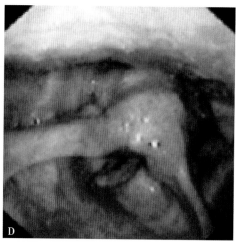

图 17-2　术后复查结果

A 和 B. 术后 11 天复查 CT，颈部间隙间脓肿样组织明显减少，但未完全消失　C. 术后 26 天颈部 CT 检查，颈部各个间隙的积气及脓液均已消失　D. 电子喉镜检查：会厌形态及活动正常；左侧杓状软骨及声带固定不动，右侧声带活动正常，发音时能超越中线部分与左侧声带接触，声门闭合不良；左侧梨状窝见胃管，右侧黏膜光滑

【最后诊断】

1. 颈深部间隙感染伴脓肿形成；2. 二度呼吸困难；3. 声带麻痹（左侧）

【预后与随访】

针对本例患者，术后近期应该密切观察体温的变化，颈部肿胀情况，以防止感染未能完全控制及复发，术后 1 个月拔出胃管，经口进食水无呛咳，术后 1 个月门诊复查电子喉镜，见左侧声带麻痹无明显恢复。

术后半年（2011 年 6 月）复查，声嘶明显改善，复查电子喉镜见左侧声带运动未见明显恢复，右侧声带代偿好。

【诊疗经验、教训与启示】

因为颈深部间隙的存在和通联，下咽异物损伤杓状会厌襞及梨状窝内侧壁黏膜，继发感染后炎症沿咽后间隙蔓延至咽旁间隙及颈深部其他的间隙。

临床上食管异物出现并发症者常见，而下咽、梨状窝异物引起颈部气肿、咽旁或咽后脓肿者少见，这也是本例患者未能早期诊断的原因之一。在本例的病情发展过程中，如果能早期诊断并积极干预，可以避免疾病的进一步发展：在发生下咽、梨状窝异物存留或损伤后如果正确处理，及时取出异物及查找损伤部位，早期禁食并进行抗炎治疗，可避免炎症扩展至颈深部的间隙。院外CT检查发现颈深部间隙积气积液时，应该高度怀疑有颈部间隙感染并形成脓肿，应该早期切开引流，阻止感染进一步的扩散，可能避免气管切开和声带麻痹的发生。

【相关知识及文献总结】

颈深部的间隙的脓肿包括咽旁、咽后和下颌下间隙的脓肿，随着口腔卫生条件的改善和抗生素的广泛使用，颈深部间隙感染（deep neck space infections，DNI）和脓肿比过去少见，但如果处理不当仍然可以引起致命性的后果。引起成人颈深部间隙感染的牙齿感染、扁桃体周围脓肿、静脉药物滥用和异物[1~3]。而在儿童，最常见的原因仍然是急性扁桃体炎和急性咽喉炎[4]。

有高达20%~50%的病例找不到明确的原因。虽然经常细菌培养结果为阴性，但厌氧菌在脓肿形成过程中起到重要的作用。

临床上，患者通常急性起病，伴有发热、咽喉及颈部疼痛，白细胞计数和其他炎性标志物升高。颈部疼痛和肿胀以及发热是颈深部间隙感染最常见的症状，临床表现与受累的间隙有关。咽后间隙脓肿儿童常见，在成人往往与脊柱结核有关，常表现为吞咽困难和气道阻塞的症状。咽旁间隙脓肿更为常见，常引起胸锁乳突肌前上部的肿胀和压痛，下颌下间隙的脓肿引起下颌内侧局限性的肿胀和口底黏膜的水肿。

如果延误治疗或治疗不当，颈深部间隙的感染可以引起严重的并发症，其中气道阻塞是颈深部脓肿最常见的并发症，其他严重的并发症还包括颈内静脉血栓形成（internal jugular vein thrombosis，IJVT）、纵隔炎、颈内动脉破裂（carotid artery rupture，CAR），动脉破裂预示着预后不良；脑膜炎罕见，但文献也有报道[5]。

颈深部间隙感染的治疗重点是禁食、保持呼吸道通畅、彻底引流和抗感染治疗。在药敏和细菌培养结果出来之前就应该开始抗菌治疗，应该优先考虑针对厌氧菌感染的药物。病史和检查对明确诊断至关重要，如本例的异物史。除了了解病史和详尽地查体，还应该进行白细胞计数和颈部的影像学检查。CT扫描或B超可以区别颈部的蜂窝织炎和脓肿，对进一步的治疗具有指导意义。但影像学可能会有假阴性的结果出现，有时需要介入下的穿刺来明确诊断和治疗。小的、局限性的脓肿可能在抗炎治疗后消散，但对较大的脓肿很难通过穿刺得到引流。咽后脓肿和颈鞘内侧的咽旁脓肿可以经口引流，但必须确认气道通畅，防止脓肿破裂、脓液误入气道。大部分咽旁脓肿和下颌下脓肿最好通过外侧入路引流。

【问题】

不定项选择题

1. 引起成年人颈深部间隙感染的最常见原因是：（　　　　）

    A. 扁桃体炎或扁桃体周围脓肿

    B. 牙源性感染

    C. 唾液腺感染或阻塞

D. 鳃裂畸形

E. 耳源性并发症

F. 医源性（内镜检查）

G. 食管异物

2. **引起儿童颈深部间隙感染的最常见原因是：（ ）**

A. 颈淋巴结炎

B. 甲状舌管囊肿

C. 鳃裂畸形

D. 食管异物

E. 扁桃体炎或扁桃体周围脓肿

3. **有关颈深部间隙感染的说法哪些是正确的？（ ）**

A. 20%~50% 的颈深部间隙感染追踪不到病因

B. 即使是抗生素普及的今天，颈深部间隙的感染仍然有很高的发病率和死亡率

C. 解剖部位的深在和复杂性使颈深部间隙感染的诊断和治疗具有挑战性

D. 大部分颈深部间隙的感染都是混合性感染

4. **颈深部间隙感染的并发症包括：（ ）**

A. 气道阻塞

B. 脓肿破裂、肺炎、肺脓肿

C. 颈内静脉血栓形成

D. 颈内动脉破裂

E. 纵隔炎

5. **行走在颈部全长的间隙包括：（ ）**

A. Danger 间隙

B. 咽旁间隙

C. 椎前间隙

D. 内脏血管间隙

E. 咽后间隙

6. **复发性颈部间隙的感染可能的原因：（ ）**

A. 第二鳃裂囊肿

B. 甲状舌管囊肿

C. 牙源性感染

D. 异物

E. 免疫力低下患者

【参考文献】

1. Weed HG, Forrest LA. Deep neck infection. C.W.Cummings(Ed.), et

al.Otolaryngology—Head and Neck Surgery.St.Louis:Mosby,1998:1700-1706

2. Parhiscar A,Har-El G.Deep neck abscess:a retrospective review of 210 cases. Ann Otol Rhinol Laryngol,2001 110,1051-1054

3. Sethi DS,Stanley RE.Deep neck abscesses-changing trends.J Laryngol Otol, 1994,108:138-143

4. Ungkanont K,Yellon RF,Weissman JL,et al.Head and neck space infections in infants and children.Otolaryngol Head Neck Surg,1995,112:375-382

5. Gidley PW,Ghorayeb BY,Stiernberg CM.Contemporary management of deep neck space infections.Otolaryngology and Head and Neck Surgery,1997,116:16-22

（金铭鑫　黄冬雁　邹艺辉　李为民　王荣光）

18

发现颈部无痛性包块 3 个月

解放军总医院耳鼻咽喉

头颈外科

2011-04-02

病例讨论

由头颈外科（耳三）病

区提供病例

【关键词】

颈部包块	cervical mass
化脓性肉芽肿	pyogenic granuloma
分叶状毛细血管瘤	lobular capillary hemangioma
肉芽组织型血管瘤	granulation of tissue type hemangioma
颈内静脉血栓	internal Jugular Vein Thrombosis
血管内乳头状内皮增生	intravascular Papillary Endothelial Hyperplasia

【疾病分类及其他信息】

DiseasesDB	29385
ICD-10	L98.0
ICD-9	686.1
MedlinePlus	001464
eMedicine	pediatric pyogenic granuloma：article/910112
	internal jugular vein thrombosis：article/461577
GARD	10733
the Merck Manual	deep venous thrombosis（DVT）

【简要病史】

患者 L 女士，55 岁，汉族，内蒙古自治区人，主因"发现左颈部包块 3 个月"入院。

患者 3 个月前偶然发现左颈中上部包块，不伴疼痛、红肿、耳鸣等，无发热等症状。曾就诊于当地医院及北京某医院，超声及 CT 检查提示："颈部包块，性质待定"。为进一步治疗来我院就诊，门诊以"颈部包块（左）"收住院。既往体健，无甲状腺及其他部位肿瘤的病史，近期无头颈部的感染、外伤、中心静脉穿刺、颈部按摩等，无药物滥用病史。

专科检查：左颈中上部可触及 5.0cm×1.5cm 大小包块，质地中等，活动，无明显压痛，无波动感。甲状腺未触及肿大及明显包块。耳、鼻、咽喉查体无明显异常。

【初步诊断】

1. 颈部包块；2. 左侧颈内静脉血栓形成？

【影像学及其他检查的解读】

本例患者术前的影像学及术后外观像，如图 18-1 所示。

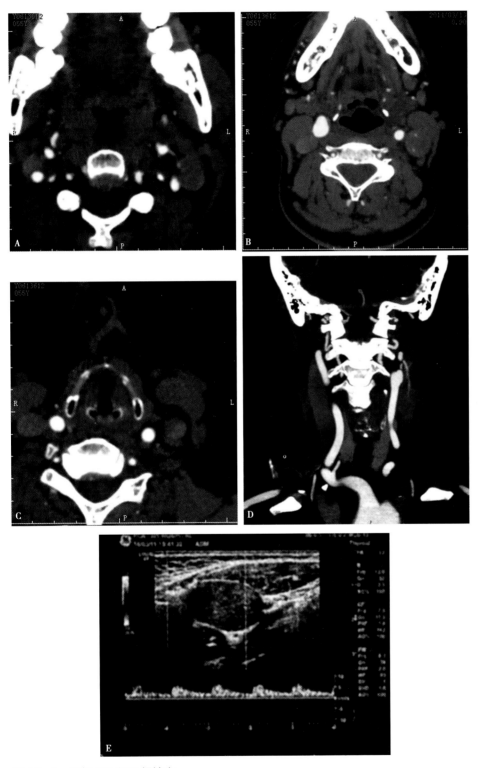

图 18-1　颈部 CT 和 B 超检查

A~C. 颈部轴位增强 CT 扫描分别显示左侧颈内静脉内肿物的上中下层面　D. CTA 显示左侧颈内静脉充盈缺损　E. 颈部超声提示左侧颈内静脉上段管腔内实性占位

颈部 CT 平扫＋增强：平颈 2~5 水平颈内静脉明显增粗，肿瘤内造影剂密度不均匀，可见低密度、不规则充盈缺损。

颈部血管螺旋 CT 扫描＋三维重建：左侧颈内静脉呈梭形膨大，长约 5.4cm，最宽 1.6cm，内部不均匀强化，内见颈外动脉发出不规则血管供血，病变未突出颈内静脉管壁，提示为"静脉内血管源性良性肿瘤"。

颈部血管超声：左侧颈内静脉上段管腔内可见低回声区，大小约 5.2cm×1.6cm×2.1cm，边界清楚、形态规则，填充整个管腔，局部颈内静脉管壁显示不清，CDFI 显示肿块内数个条状血流信号，提示"左侧颈内静脉上段管腔内实性占位"。

根据影像学检查，提示包块位于左侧颈内静脉腔内，局部静脉壁显示不清，性质无法确认，也不能排除为颈内静脉内血栓形成，确诊有待于手术探查后的病理学结果。

【诊断与鉴别诊断】

本例的病史特点：①中、老年女性；②偶然发现的无痛性颈部包块；③肿块为无痛性、非搏动性；④无肿瘤病史；⑤无明显诱因；⑥影像学提示"左侧颈内静脉腔内占位"。根据本例患者病史和临床表现，术前按"颈部包块"收治，首先怀疑"左侧颈内静脉血栓形成"。但本例没有诱发血栓形成的诱因，也不伴发热、疼痛等血栓性疾病的症状，故血管源性肿瘤或癌性栓塞不能排除，本例病例需要与下列疾病进行鉴别。

1. **Masson 瘤** Masson 瘤又称血管内乳头状内皮增生（intravascular papillary endothelial hyperplasia），是一种罕见的良性血管内肿瘤，常与血管损伤或畸形有关。一般均位于血管腔内，不向血管壁或血管外浸润。本病多见于儿童，但成年及老年患者也不少见。女性略多于男性，发生部位以头颈部和四肢的真皮及皮下组织多见。肿块一般较小，平均直径 2cm，紫红色，多囊性，囊内含凝血块。可有 3 种不同的表现：①原发性一般为年轻人的手指或头颈部出现无症状的发红结节，病变较小，表面为孤立的、扩张的血管，见边界清楚的出血性病变，仔细检查可发现原先存在的扩张的血管间隙；②继发性发生于各种先前存在的血管病变中的局灶性改变，包括血管瘤、痔静脉和脉管曲张，可以存在于任何血管肿瘤和任何解剖部位，特别常见于深部的血管瘤，尤其是海绵状血管瘤，镜下改变取决于原发病变的性质；③血栓机化性常发生于血栓形成的正常血管中，大部分病变与机化血栓有关，罕见于血管外。病理上可与高分化血管肉瘤、静脉内不典型血管增生及恶性血管内乳头状血管内皮瘤相鉴别。肿瘤切除是有效的治疗方式，如合并其他血管病变则按基础病变治疗。

2. **血管平滑肌瘤和血管平滑肌肉瘤** 血管平滑肌瘤（leiomyoma）是发生于血管平滑肌的良性肿瘤，较为少见。发生于血管壁的平滑肌肉瘤相对较多见，与耳鼻咽喉头颈外科相关的，迄今国内仅见 1 例颞部血管平滑肌肉瘤的报道。血管壁的平滑肌肉瘤恶性程度低，生长缓慢。多发生于静脉，尤其是下腔静脉，动脉较少，多为外向性生长。80% 患者为女性。Dzsinick 等报道，在 210 例中，60% 为下腔静脉。血管平滑肌肉瘤（leiomyosareoma）在临床上无特异性症状，其临床表现取决于肿瘤的部位、生长速度及有无继发血栓。因为一般外科医师对它的认识不足，且诊断也相对困难，所以，当确诊或准备施行手术时，肿瘤已具有相当大的体积。但临床统计，所有血管平滑肌肉瘤患者在手术时已发生转移者不到 50%。在手术时，除位于下腔静脉上段和主动脉者，一般都能从周围组织中将血管平滑肌肉瘤分离出来。只有晚期和少数发展较快的血管平滑肌肉瘤手术时发现已侵及邻近器官，因此，本病均应采取积极手术切除的治疗方式。如果管壁受累较小，部分切除后可用人工血管补片进行成型。积极的外科根治性手术常能取得较好的疗效，术后局部复发率约为 36%。切除范围要广泛，应包括肿瘤段血管和其周围粘连的组织。即使对局部复发者，仍应多次手术切除。有报道认为血管平滑肌肉瘤对化学治疗和放射治疗均不敏感。关于该病的化学治疗和放射治疗目前均为个案报道，无大宗的临床资料。对于术后复发或转移后多次手术切除者辅以化学或放射疗法，仍能取得较好的姑息性疗效。患者的预后取决于肿瘤有无转移和肿瘤是否被切除。有将血管平滑肌肉瘤误诊为深静脉血栓的报道。

3. 上皮样血管内皮瘤 上皮样血管内皮瘤（epithelioid hemangioendothelioma）是一种交界性血管肿瘤，可原发于全身各部，以软组织为多，主要是四肢，其次为头皮和躯干，肝、肺、骨等，心、甲状腺、脑、胃肠道、脾、胸膜、纵隔、腹膜、唾液腺、牙龈、腭部和淋巴结等也有报道。软组织的上皮样血管内皮瘤在临床表现上多为单发、孤立性、大小不等质韧肿物，界限不太清楚，可伴疼痛肿胀，可有相近组织侵犯而致相应功能障碍。上皮样血管内皮瘤可同时累及软组织、骨和内脏器官，临床上很难区分是多个原发病灶还是转移灶。上皮样血管内皮瘤临床表现和影像学并无特异性，其诊断主要依据组织学表现，免疫组化和超微结构。本病与梭形细胞血管内皮瘤、上皮样血管肉瘤、上皮样血管瘤、上皮样肉瘤、硬化性上皮样纤维肉瘤等均可通过组织学以及免疫组织化学的特征性表现与之鉴别。据文献报道，约 27% 的上皮样血管内皮瘤患者发生转移，软组织的上皮样血管内皮瘤局部复发率为 12%~13%，区域性淋巴结转移、肺、肝及骨的转移率为 21%~31%。有研究发现位于表浅部位的上皮样血管内皮瘤预后较好。而下列因素则可能提示肿瘤预后不良：瘤细胞呈明显异型性；伴有显著的梭形细胞成分；病理性核分裂 ≥ 2 个 /10 高倍视野；肿瘤有坏死；化生性骨的形成。Weiss 和 Enzinger 指出组织学分级并不能准确地预测其恶性的生物学行为。形态善良的上皮样血管内皮瘤同样可发生转移，而有些病例虽然发生于深部软组织累及血管，但仍呈良性经过而未见转移。治疗包括手术切除、化学治疗、放射治疗等，但疗效不明确，许多患者不经治疗也可以带病生存很多年，也有肿瘤可部分自行消退的报道，所以，治疗应个体化。

4. 颈内静脉血栓 颈内静脉血栓（internal jugular vein thrombosis）常并发于头颈部的感染、手术、中心静脉穿刺、局部的恶性肿瘤、红细胞增多症、高同型半胱氨酸血症、颈部按摩、静脉注射吸毒等，容易被漏诊或误诊。常见的症状包括发热、白细胞增多、颈部疼痛和颈部包块。强化的静脉成像是诊断颈内静脉血栓的金标准，强化 CT 或 MR 静脉成像、B 超也可以帮助诊断。

5. 癌栓 癌栓（tumor thrombus）常见于肾细胞癌，约占 20%，另外，肝癌、肾上腺癌、腹膜后肿瘤也可以见到。肾癌时肿瘤侵犯肾静脉，然后进入右侧心房。癌栓内既有肿瘤成分，也有血栓成分，癌栓与血管不一定粘连，所以，可能切开取出而保留血管。

甲状腺恶性肿瘤转移至颈内静脉并不常见，大部分是经过外侧壁直接侵犯，但也有文献报道经血液途径转移至颈内静脉。图 18-2 为 1 例 52 岁甲状腺全切、颈淋巴结切除术后患者的 PET/CT 图像，显示左侧颈部高代谢区，结合病史，提示甲状腺癌转移。

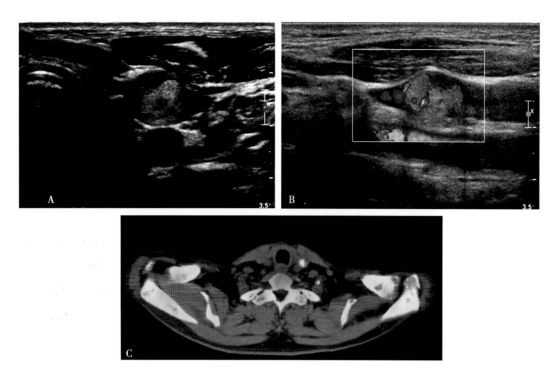

图 18-2　甲状腺癌颈内静脉转移的影像学检查表现

A. 颈部超声检查提示左侧颈内静脉内类圆形、高回声的肿块　B. 彩色多普勒成像显示在肿块的周围和中心可见彩色信号，提示包块为颈内静脉内的转移灶　C. 轴位的[18F]FDG-PET/CT 图像显示左侧颈部转移[1]

【治疗】

为了明确诊断和切除肿瘤，拟行"颈侧切开入路、血管肿瘤探查术"，手术在全身麻醉下进行，术中分离并暴露颈内静脉，见肿瘤为静脉内病变，静脉外壁光滑。分离并暴露肿瘤上下之静脉，于肿瘤先下、后上的顺序结扎并切断颈内静脉。冲洗伤口后逐层缝合切口结束手术。

手术过程及术中剖开颈内静脉所见肿瘤，如图 18-3 所示。

【最后诊断】

颈内静脉肉芽组织型血管瘤（左）

【预后与随访】

患者术后 5 天出院，术后 1 周门诊拆线，伤口愈合良好。

术后病理报告为：（左侧颈内静脉内肿物）病变大小 4cm×1.5cm×1.5cm，送检组织中见增生扩张的脉管，部分脉管内皮增生显著，可见大量淋巴细胞、浆细胞及中性粒细胞，可见淋巴滤泡形成。免疫组化染色显示：CD31（＋），CD34（＋），CD68（组织细胞＋），Ki-67（生发中心 +>90%，非生发中心<5%），F8（＋），CK（－），符合"静脉内肉芽组织型血管瘤"。

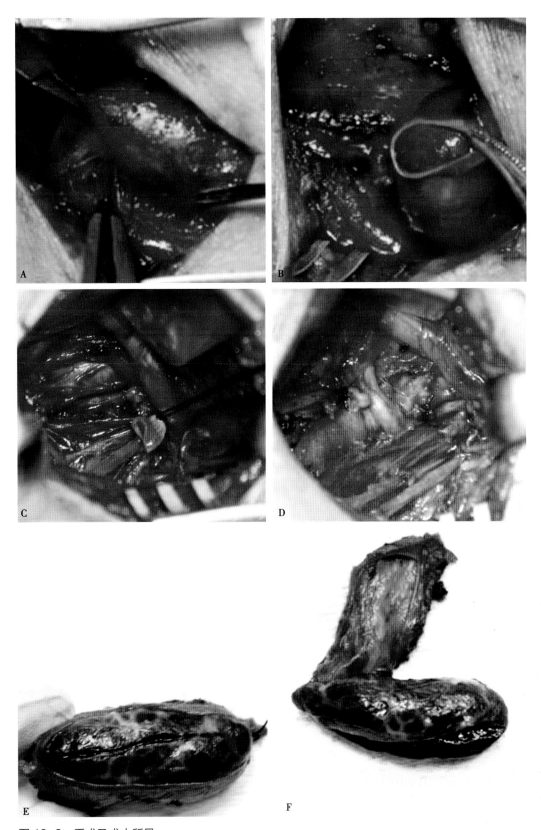

图 18-3　手术及术中所见

A.颈侧切开暴露左侧颈内静脉　B.探及肿物后，自其下端结扎、切断颈内静脉，暴露肿物下缘　C.在肿物上缘结扎、切断颈内静脉上段　D.将病变完整切除后的术野　E.颈内静脉腔内肿物，切开静脉壁见病变呈暗褐色，与血管壁无粘连　F.剥离静脉壁后的肿物

【 诊疗经验、教训与启示 】

颈部包块的诊断基本遵循"三个7"原则，即病史7天的考虑炎症，7个月的考虑肿瘤，7年的考虑先天性疾病。本例患者从病史上看，初步诊断为血管内肿瘤，但不除外静脉内血栓形成。

血管内肿瘤少见，患者可以以颈部包块为首发症状就诊，对此类患者应积极完善颈部超声、增强CT、颈部血管造影、MRI等以确定病变的位置及范围。

【 相关知识及文献总结 】

肉芽组织型血管瘤（granulation of tissue type hemangioma）又称作化脓性肉芽肿（pyogenic granuloma，PG）或分叶状毛细血管瘤（lobular capillary hemangioma），是一种相对常见的发生于皮肤、口腔黏膜、鼻中隔的良性、血管性病变（40% 起源于皮肤，60% 起源于黏膜），以分叶状生长为特征。

化脓性肉芽肿常于孕期发病，好发于牙龈或任何部位的口腔黏膜，故又称为妊娠性牙龈瘤（pregnancy tumor）。

化脓性肉芽肿的名称名不符实，该病既非感染性，也不是肉芽肿，而是以疏松、水肿的基质上毛细血管粗细的血管呈外生性、分叶状增生为特征的毛细血管瘤。其他类型的化脓性肉芽肿包括播散型、皮下型、静脉内型、药物诱发型（维 A 酸、抗病毒药物、抗肿瘤药物等）。

新近研究表明，肉芽组织型血管瘤（化脓性肉芽肿）病因不明，可能与外伤、激素影响、病毒、微动静脉畸形等有关。另外，分泌的血管生长因子和细胞遗传性异常也可能起作用。转录因子 P-ATF2 和 STAT3 的过表达也与化脓性肉芽肿的发生有关。组织损伤后触发的、由 FLT4 和一氧化氮通路（nitric acid pathway）驱动的病理性血管形成过程可能与口腔化脓性肉芽肿的发病有关，FLT4 为酪氨酸酶受体[2]。内皮型一氧化氮合酶（eNOS）、CD34、CD105/ 内皮因子表达是化脓性肉芽肿血管形成的免疫学标志，本例患者的 CD34 表达阳性。

除了皮肤和口腔黏膜，消化道、上呼吸道、眼部、中枢神经系统、膀胱以及血管内的化脓性肉芽肿也有报道。发生于静脉内的肉芽组织型血管瘤罕见，以头颈部和上肢静脉的多见，迄今文献报道的起源于颈静脉的肉芽组织型血管瘤 5 例、头静脉的 1 例、肾静脉的 2 例、手部静脉的 4 例、手指静脉的 1 例、眼周角静脉的 3 例、髂静脉的 1 例、贵要静脉的 1 例、奇静脉的 1 例、隐静脉动静脉瘘的 1 例、前额面浅静脉的 1 例 [3~12]。肉芽组织型血管瘤的症状以局部包块和疼痛为多见。

影像学可以明确病变的部位、与邻近结构的关系等，但确诊有赖于病理学。组织学上以肉芽组织增生为特征。

本病需要与淋巴瘤增生伴嗜酸粒细胞增多症（angiolymphoid hyperplasia with eosinophilia）、木村病（Kimura disease）（病例 13）、球体瘤（病例 6）、血栓形成、转移瘤或其他颈部包块进行鉴别。另外，作为肉芽肿性病变，本病还需要与发生于颈部的自身免疫性肉芽肿、肿瘤性肉芽肿、感染性肉芽肿或先天性肉芽肿性疾病进行鉴别。

手术切除是治疗颈内静脉内化脓性肉芽肿唯一手段。静脉内血栓切除时需要避免栓子脱落引起的栓塞，手术体位上要注意头低脚高和控制血管的近心端。本病有复发可能，所以术后患者需要进行定期的随访。

【问题】

（一）不定项选择题

1. 单侧上颈部无痛性包块，病史半年，曾有涕中带血，最有可能的诊断是：（　　　）

    A. 鼻咽癌颈淋巴结转移

    B. 甲状腺癌颈淋巴结转移

    C. 颈淋巴结核

    D. 鳃裂囊肿

    E. 颈动脉体瘤

2. 血管内肿物可能是：（　　　）

    A. 血栓及癌性栓子

    B. Masson 瘤

    C. 血管平滑肌肉瘤

    D. 上皮状的血管内皮瘤

    F. 以上都是

3. 以下哪些疾病可以表现为无痛性颈部包块：（　　　）

    A. 颈部转移癌

    B. 颈部肉芽组织型血管瘤

    C. 颈部神经纤维瘤及神经鞘瘤

    D. 颈动脉体瘤

    E. 以上都可能

4. 化脓性肉芽肿实际上是：（　　　）

    A. 肉芽肿

    B. 脓肿

    C. 炎性组织

    D. 毛细血管瘤

（二）问答题

颈部血栓切除时需要注意什么？

【文献及进一步阅读】

1. Choi SH,Chung KW, Min Hk,et al.Intravascular Metastasis at the Internal Jugular Vein from Follicular Thyroid Carcinoma.JUM,2010,29(4):659-662

2. Godfraind C,Calicchio ML,Kozakewich H.Pyogenic granuloma,an impaired wound healing process,linked to vascular growth driven by FLT4 and the nitric oxide pathway.Mod Pathol,2013,26(2):247-255

3. Cooper PH,McAllister HA,Helwig EB.Intravenous pyogenic granuloma.A study of

18 cases.Am J Surg Pathol,1979,3(3):221-228

4. Ulbright TM,Santa Cruz DJ.Intravenous pyogenic granuloma:case report with ultrastructural findings.Cancer,1980,45(7):1646-1652

5. 孙建民，张培华.血管平滑肌肉瘤.上海第二医科大学学报,1988,8(1):87-90

6. 李家胜，吴雪.颌面部上皮样血管内皮瘤2例并文献复习.临床军医杂志,2011, 39(6):1275-1276

7. 彭发全，黄传生.眼眶Masson瘤1例病理分析并文献复习.实用癌症杂志,2011, 26(6):664

8. Wu Z,Cheng W,Wang S,et al.Pyogenic granuloma in the internal jugular vein. Eur Heart J,2011,32(6):772-773

9. Maher A.Intravenous lobular capillary hemangioma.Ann Vasc Surg,2010,24(7): 951,e13-15

10. Kamishima T,Hasegawa A,Kubota KC,et al.Intravenous pyogenic granuloma of the finger.Jpn J Radiol,2009,27(8):328-332

11. Ghekiere O1,Galant C,Vande Berg B.Intravenous pyogenic granuloma or intravenous lobular capillary hemangioma.Skeletal Radiol,2005,34(6):343-346

12. Kocer U,Aksoy HM,Tiftikcioglu YO,et al.Intravenous pyogenic granuloma of the hand.Dermatol Surg,2003,29(9):974-976

（袁永一　赵建东　刘明波　武文明　王嘉陵　黄德亮）

一、疾病和有关健康问题的国际统计分类

疾病和有关健康问题的国际统计分类（the international statistical classification of diseases and related health problems, ICD）ICD 是世界卫生组织（the world health organization, WHO）发布的医学分类体系，该体系包括了疾病的诊断、症状和体征、实验室异常所见、疾病和死亡的外因、影响健康状态的因素的编码（coding），目前使用的是第 10 次修订的 ICD-10。

ICD-10：http://www.cdc.gov/nchs/icd/icd10.htm

国际疾病分类肿瘤学专辑第 3 版（ICD-O-3）

http://www.who.int/classifications/icd/adaptations/oncology/en/

二、疾病资料库

疾病资料库（diseases database）是一个免费提供关于医学症状、症候或和药物资讯的网站。

http://diseasesdatabase.com/

三、人类孟德尔遗传学

人类孟德尔遗传学（Mendelian Inheritance in Man，MIM）是一个数据库，将现时所知的遗传病分类，并且连接相关的人类基因组中的基因，每一种疾病及基因会有一个独特的 6 个位编号。这个数据库出版了名为《孟德尔遗传定律说明》，最新的版本是第 12 版。其网上版本称为在线人类孟德尔遗传（online mendelian inheritance in man，简称 OMIM）。

http://www.ncbi.nlm.nih.gov/omim

四、eMedicine

eMedicine 是一个建立于 1996 年的线上临床医学知识库，为两名医师创建，目前由 WebMD 维护。该网站提供的由专业人士撰写的原创的、综述性文章、杂志的评论性文章、专家专栏、书评等文章，是医师了解相关疾病的捷径，免除了文献查找过程的费时费力。

www.emedicinehealth.com

五、Orphanet

Orphanets 是一个为医师和患者提供提供孤儿药品（orphan drugs）和罕见疾病信息的欧洲网站，位于巴黎，其官方杂志为 Orphanet Journal of Rare Diseases，由 BioMed Central 出版。

www.orpha.net

六、Genetics Home Reference（GHR）

Genetics Home Reference 是由 National Library of Medicine 维护的有关遗传或基因与染色体相关疾病的网站。

www.ghr.nlm.nih.gov

七、默克手册

默克手册（Merck manuals）是由 Merck 公司出版的医学参考书，覆盖疾病、检验、诊断和药物，网上的版本还包括音频、3D 模型和动画。可以按系统、疾病名称和症状等进行浏览，也支持关键词检索，是从症状入手进行鉴别诊断的有效工具。

http：//www.merckmanuals.com/

八、遗传和罕见病信息中心

遗传和罕见病信息中心（Genetic and Rare Diseases Information Center，GARD）是有 HIN 的罕见病研究处（the office of rare diseases research，ORDR）和和国家人类基因组研究所（the national human genome research institute，NHGRI）共同组建的，旨在为患者及其家属、医师及研究者提供罕见病和遗传病相关的信息。

http：//rarediseases.info.nih.gov/GARD

九、儿童肿瘤学组

儿童肿瘤学组（children's oncology group，COG）是由美国国立肿瘤研究所（national cancer institute）资助的、世界上最大的、专门研究儿童和青少年肿瘤的机构，由来自北美、澳大利亚、新西兰和欧洲超过 8000 名儿童肿瘤专家和 200 家顶级儿童医院参加。

http：//www.childrensoncologygroup.org

十、国家指南交换所

国家指南交换所（National Guideline Clearinghouse，NGC）是循证临床实践指南（evidence-based clinical practice guidelines）及其相关文件的数据库，美国卫生及公共服务部下属的保健研究和质量局（agency for healthcare research and quality，AHRQ）维护的网站，旨在为医师、护士和其他健康相关专业人员提供常见疾病的诊疗常规和规范。

www.guideline.gov

1. 贝勒大学医学院耳鼻咽喉头颈外科

https: //baylorcollegeofmedicine.org/oto/gr-archive

https: //www.bcm.edu/departments/otolaryngology/education/grand-rounds

2. 斯坦福大学医学中心耳鼻咽喉头颈外科

http: //lane.stanford.edu/biomed-resources/otolaryngrandrounds.html

该网站提供斯坦福大学医学中心耳鼻咽喉头颈外科讲者视频的在线观看和下载。

3. 德克萨斯大学加尔维斯 顿医学分部耳鼻咽喉头颈外科

http: //www.utmb.edu/otoref/

该网站提供德克萨斯大学加尔维斯顿医学分部耳鼻咽喉头颈外科从1989年以来的大查房存档文件。

4. 渥太华大学总医院耳鼻咽喉头颈外科

http: //www.medicine.uottawa.ca/Otolaryngology/eng/grand_rounds_archive.html

该网站提供了渥太华大学医学院耳鼻咽喉头颈外科按亚专业分类的病例讨论的幻灯片。

5. 密苏里大学医学院耳鼻咽喉头颈外科

http: //medicine.missouri.edu/ent/gr-head-and-neck.html

6. 犹他大学医学院耳鼻咽喉头颈外科

该网站提供了大查房和病例讨论的录像。

http: //medicine.utah.edu/surgery/otolaryngology/conferences/archives.php

7. 约翰霍普金斯大学医学院耳鼻咽喉头颈外科

http: //www.hopkinsmedicine.org/otolaryngology/news_events/events_grand_rounds.html

该网站提供约翰霍普金斯大学医学院耳鼻咽喉头颈外科当月大查房的题目，读者可以借此了解该科学术活动的动态。

3/附录

病例所附问题答案

病例 1

（一）不定项选择题

1. A

2. ABCD

3. C

4. ABC

5. A

6. BCD

（二）问答题

切缘阴性的手术 + 术后放射治疗。

病例 2

（一）不定项选择题

1. ABCD

2. ABCD

3. ABDEF

4. ACD

5. ABCF

6. AD

（二）问答题

切除疝出物

病例 3

不定项选择题

1. BC

2. AC

3. B

4. D

5. ACDE

6. B

7. D

8. D

9. ABDEF

10. AB

11. ACDEFH

12. A

13. ABDEF

14. ABCD

病例 4

不定项选择题

1. ABCDE

2. ABC

3. ABCD

4. A

病例 5

不定项选择题

1. B

2. B

3. ABCDF

4. D

5. ACDEF

病例 6

不定项选择题

1. E

2. A

3. ABCE

4. A

5. E

病例 7

不定项选择题

1. ABCDE

2. E

3. ABD

4. B

5. ABCD

6. ABCDE

病例 8

问答题

1. 朗格汉斯细胞组织细胞增生症、颞骨骨巨

细胞瘤、脑膜瘤、颞骨转移瘤、听神经瘤、面神经瘤、浆细胞瘤、淋巴瘤、血管外皮细胞瘤、中耳癌、岩部胆脂瘤等

2. 血管母细胞瘤

3. 内淋巴囊肿瘤（endolymphatic sac tumors, ELST）

4. 肿瘤位于迷路后方、岩骨后面为中心的破坏性病变；CT 上环形的钙化缘和肿瘤基质内嵴状的钙化灶；增强 MRIT_1 加权像上沿肿瘤边缘的高信号区域和流空效应；T_2 加权像上的混杂信号。

病例 9

不定项选择题

1. ABD

2. ΛBDE

3. ABCD

4. ABDEF

5. BCDEF

病例 10

不定项选择题

1. ABCD

2. B

3. BD

4. A

病例 11

不定项选择题

1. ABCD

2. ABCDEF

3. A

4. ABCE

5. ABCDEFG

病例 12

不定项选择题

1. A

2. E

3. E

4. ABCDF

5. AB

病例 13

不定项选择题

1. ABD

2. ABD

3. AB

4. ABCD

5. BCDE

病例 14

不定项选择题

1. ABDE

2. ACDE

3. ABDE

4. AC

5. AB

6. ABCDEF

病例 15

不定项选择题

1. ABCDE

2. ABE

3. ABCD

4. ABCDEF

5. A

病例 16

不定项选择题

1. ABCDE

2. ABCE

3. ABCDE

4. ABD

5. ABCED

病例 17

不定项选择题

1. B

2. E

3. ABCDE

4. ACDE

5. ACDE

6. AB

病例 18

不定项选择题

1. A

2. E

3. E

4. D

问答题

头低脚高位和控制血管的近心端，防止异位栓塞

跋

在繁浩和变幻的医海中，谁能博弈自如，自主沉浮？必曰：唯具有良好心理素质、善于汲取和运用医学基础与临床知识技能者是也。从医者必备的医学知识和技能从哪里来？只能成于不间断的专业培训、临床诊疗及相关研究实践的过程中，包括个人亲历获得的直接认知与技能以及历代先人与己辈知识技能的传承。由于人体自身的复杂性及人与自然关系的无穷变化，决定了医学科学有别于任何学科门类而又与之有广泛的联系，常常为其他学科提供研究课题，启示研究方式与方法，义取其成果为人类的繁衍与健康服务。这就决定医学人踏上的是一条接受培训、实践、成长、成熟和发展，有起点、无停顿、无终点的漫长探索之路，沿途会有成功，失败，但总是没有最后的胜利，这就需要忘我和坚韧不拔的精神。

任何一个医学人亲历实践积累的知识都很有限，现代传媒（包括纸质书籍、杂志、多媒体等）为个人的实践经验及研究成果成为共同财富提供了有利条件。解放军总医院耳鼻咽喉头颈外科建立以来，坚持着一个良好的传统——全部住院患者经过三级（经管医师、主管医师、主任医师）检诊，每周1次大查房和二级学科范畴的疑难病案讨论。在破解疑难、重危病例诊疗难题时博引周连、集思广益，在防止误诊误治确保医疗质量的同时，交流传递知识技能，收到互教互学、教学相长的效果，既培养良好临床思维又充实相关知识，每个疑难病例的成功救治，都能给全体成员一个理论与实践结合的体验，深受各级医师欢迎。并产生了编写文本集的想法。在杨仕明主任的主导下，经科内骨干共同努力，使本文集与以前众多文集不同，不止单纯病例分析，而是融通病史、检查、诊疗决策、执行与结局的全面思考，引用各种相关诊疗标准、指南、规范及其他学者的相关论述体会，进行了广泛深入的剖析，每一案恰似一个专病的完整教材，内附参考资料索引、试题和答案，可供有专业工作能力的医师和初入临床的医师参阅、运用，亦可从中引出深入研究的课题，堪为继续教育的理想读物。

本科依托良好的传统和复杂、疑难病种云集的优势，以后还会继续从中挑选有代表性的病案，整理成册，出版发行，供同行们评阅、共享，更欢迎有志者参与其中，共同锻造在医海中游刃自如，能主沉浮的医者，造福我们的患者。

杨伟炎

2015年1月11日